Alimente sua Mente

ESTRATÉGIAS SIMPLES PARA NUTRIR E FORTALECER A SAÚDE MENTAL

CB080665

Durante o processo de edição desta obra, foram tomados todos os cuidados para assegurar a publicação de informações técnicas, precisas e atualizadas conforme lei, normas e regras de órgãos de classe aplicáveis à matéria, incluindo códigos de ética, bem como sobre práticas geralmente aceitas pela comunidade acadêmica e/ou técnica, segundo a experiência do autor da obra, pesquisa científica e dados existentes até a data da publicação. As linhas de pesquisa ou de argumentação do autor, assim como suas opiniões, não são necessariamente as da Editora, de modo que esta não pode ser responsabilizada por quaisquer erros ou omissões desta obra que sirvam de apoio à prática profissional do leitor.

Do mesmo modo, foram empregados todos os esforços para garantir a proteção dos direitos de autor envolvidos na obra, inclusive quanto às obras de terceiros e imagens e ilustrações aqui reproduzidas. Caso algum autor se sinta prejudicado, favor entrar em contato com a Editora.

Finalmente, cabe orientar o leitor que a citação de passagens da obra com o objetivo de debate ou exemplificação ou ainda a reprodução de pequenos trechos da obra para uso privado, sem intuito comercial e desde que não prejudique a normal exploração da obra, são, por um lado, permitidas pela Lei de Direitos Autorais, art. 46, incisos II e III. Por outro, a mesma Lei de Direitos Autorais, no art. 29, incisos I, VI e VII, proíbe a reprodução parcial ou integral desta obra, sem prévia autorização, para uso coletivo, bem como o compartilhamento indiscriminado de cópias não autorizadas, inclusive em grupos de grande audiência em redes sociais e aplicativos de mensagens instantâneas. Essa prática prejudica a normal exploração da obra pelo seu autor, ameaçando a edição técnica e universitária de livros científicos e didáticos e a produção de novas obras de qualquer autor.

Laís Murta
Eliane Contreras

Alimente sua Mente

ESTRATÉGIAS SIMPLES PARA NUTRIR E FORTALECER A SAÚDE MENTAL

Amarilys

Copyright © Editora Manole Ltda., 2025, por meio de contrato com as autoras.
Amarilys é um selo editorial Manole.

Produção editorial: Lívia Oliveira
Projeto gráfico e diagramação: Deborah Takaishi
Capa: Ricardo Yoshiaki Nitta Rodrigues
Foto da capa: Bruna Nishihata
Imagens do miolo: www.freepik.com, Pexels/Natalia S e Unsplash/Skyler Ewing

CIP-BRASIL. CATALOGAÇÃO NA PUBLICAÇÃO
SINDICATO NACIONAL DOS EDITORES DE LIVROS, RJ

M965a

Murta, Lais
Alimente sua mente : estratégias simples para nutrir e fortalecer a saúde mental / Lais Murta, Eliane Contreras. - 1. ed. - Barueri [SP] : Amarilys, 2025.
24 cm.

Inclui bibliografia

ISBN 9788520470732

1. Nutrição. 2. Dieta - Saúde mental. 3. Dieta - Estilo de vida. 4. Alimentos funcionais. I. Contreras, Eliane. II. Título.

CDD: 613.2
25-100201.0 CDU: 613.2

Carla Rosa Martins Gonçalves - Bibliotecária - CRB-7/4782

Todos os direitos reservados.
Nenhuma parte deste livro poderá ser reproduzida,
por qualquer processo, sem a permissão expressa dos editores.
É proibida a reprodução por fotocópia.

A Editora Manole é filiada à ABDR – Associação Brasileira
de Direitos Reprográficos

Edição – 2025

Editora Manole Ltda.
Alameda Rio Negro, 967 – cj. 717 – Alphaville
06454-000 – Barueri – SP – Brasil
Fone: (11) 4196-6000
www.manole.com.br | https://atendimento.manole.com.br/

Impresso no Brasil
Printed in Brazil

Sumário

Prefácio

A importância da alimentação e do nosso estilo de vida na saúde física e mental tem ganhado cada vez mais reconhecimento pela ciência. Na psiquiatria, estudos populacionais e de intervenção nutricional mostram que padrões alimentares saudáveis têm efeito tanto preventivo quanto terapêutico, melhorando o humor, a ansiedade, a cognição e o sono.

Isso se torna ainda mais relevante quando consideramos que pessoas em sofrimento emocional tendem a se alimentar mal, o que pode contribuir para deficiências nutricionais e o agravamento dos transtornos mentais, criando um ciclo vicioso desadaptativo.

Mesmo com as evidências, muitas pessoas ainda subestimam o potencial das intervenções nutricionais no tratamento da depressão – condição mais estudada até o momento – e reproduzem dois mitos comuns. O primeiro é a ideia de que comer bem é caro e inacessível. No entanto, estudos indicam o oposto: uma dieta rica em fibras e baseada em alimentos frescos pode, inclusive, ser mais barata. O segundo mito diz respeito à palatabilidade da alimentação saudável, que seria menos prazerosa. Essa percepção, muitas vezes associada a dietas restritivas, ignora o fato de que prazer e relações sociais são componentes fundamentais de padrões alimentares saudáveis, como na dieta mediterrânea. Além disso, as intervenções que mostram benefícios reais no tratamento da depressão não se baseiam em restrições severas, mas sim na melhora da qualidade geral da alimentação.

O livro *Alimente Sua Mente*, de Laís Murta e Eliane Contreras, aborda de maneira didática e acessível os princípios de uma alimentação saudável para a mente (Capítulo 2), ao mesmo tempo que desmistifica o radicalismo alimentar (Capítulo 9). O leitor é munido de informações práticas e conceitos vitais que o capacitam a fazer melhores escolhas e planejar sua alimentação de modo consciente. Isso inclui o conhecimento dos principais nutrientes para o cérebro e os alimentos em que são encontrados (Capítulo 1); o impacto negativo das bebidas alcoólicas (Capítulo 2); e os riscos dos ultraprocessados (Capítulo 4); além dos perigos das embalagens plásticas (Capítulo 5); os grandes mitos da nutrição (Capítulo 6); como organizar as refeições (Capítulo 7); e a importância da escolha e do preparo dos alimentos (Capítulo 8).

Padrões alimentares saudáveis envolvem sempre uma boa oferta de fibras e compostos bioativos – ou seja, tudo o que vem das plantas: verduras, legumes, grãos, castanhas, frutas, azeite de oliva, entre outros. Isso pode ser um desafio para quem não foi habituado a esses alimentos na infância e, portanto, desenvolveu um paladar baseado em doces e lanches, muitas vezes ultraprocessados. Nesse contexto, os exercícios de *Mindful eating* (Capítulo 10) podem ser muito valiosos, pois ajudam a descobrir sabores e texturas prazerosas em alimentos antes ignorados.

Alimente Sua Mente é, assim, um instrumento de grande valor para que você, leitor, melhore o autocuidado na saúde mental por meio da alimentação – de maneira saudável, acessível e prazerosa.

Marcus V. Zanetti

Dr. Marcus é médico psiquiatra e doutor em Ciências pela Faculdade de Medicina da Universidade de São Paulo (FMUSP). Desde 2017 é docente da Faculdade Sírio-Libanês, onde desenvolve linhas de pesquisa na avaliação de tomada de decisões em situações médicas complexas e na interface entre nutrição, eixo intestino-cérebro e saúde mental. Coordenador Científico do Ambulatório de Depressão Resistente ao Tratamento, Autolesão e Suicidalidade do Instituto de Psiquiatria do Hospital das Clínicas da FMUSP (Pro-DRAS) desde 2024. Organizador do Gut-Brain Congress desde 2022.

Introdução

O ELO ENTRE NUTRIÇÃO E PSIQUIATRIA

Imagine um campo de estudo recente, com descobertas que, nas últimas duas décadas, passaram a conectar duas áreas aparentemente distintas: nutrição e psiquiatria. Meu interesse por esses temas surgiu de modo pessoal, na adolescência, ao enfrentar crises de ansiedade, depressão e distúrbios alimentares. Esses desafios me mostraram, de maneira visceral, o impacto transformador da nutrição na saúde mental – algo que desejo compartilhar com você ao longo deste livro.

Essa experiência marcou não apenas minha vida pessoal, mas também minha trajetória profissional. Os altos e baixos emocionais me conduziram à escolha da carreira, e o conhecimento que acumulei ao longo dos anos me deu ferramentas para equilibrar a saúde mental. Não estou imune a ventos fortes ou correntezas contrárias, mas hoje sei quando e como buscar apoio. Se não tivesse procurado ajuda e transformado meu estilo de vida, talvez não estivesse aqui para compartilhar essas descobertas – que continuam sendo fontes de aprendizado e crescimento.

A frase de Ernest Hemingway – "Somos todos aprendizes de uma arte na qual ninguém se torna mestre" – sempre me lembra que o aprendizado nunca termina, especialmente em áreas complexas e em constante evolução, como a nutrição e a psiquiatria.

PRIMEIROS PASSOS DA MUDANÇA

O aprendizado contínuo me levou a questionar conceitos cristalizados e perceber como, por muito tempo, a relação entre nutrição e saúde mental foi negligenciada – até mesmo nas universidades. Durante a graduação, esse tema mal era abordado no currículo. Quando sugeri "alimentação na prevenção da depressão" como tema do TCC, meu orientador desencorajou a escolha, alegando que ainda faltavam evidências científicas. Mas isso estava prestes a mudar.

A partir dos anos 1990, surgiram as primeiras pesquisas ligando alimentação ao bem-estar mental, abrindo espaço para um novo campo de estudo. Na década de 2010, um verdadeiro boom de evidências mostrou como nossas escolhas alimentares podem influenciar diretamente o risco de desenvolver condições como depressão, ansiedade e síndrome do pânico. Estudos observacionais e séries de casos reforçaram a importância de uma dieta equilibrada, tanto na prevenção quanto no manejo dos transtornos mentais.

Esses avanços são especialmente relevantes em um cenário em que a depressão continua sem a devida atenção – inclusive por parte de profissionais de saúde. Eu mesma ouvi de um médico: "Você tem tudo na vida, por que está reclamando?". Apesar dessa resistência, pesquisas recentes vêm desmistificando ideias equivocadas e mostram que a depressão, assim como outros transtornos mentais, merece atenção qualificada e estratégias integradas de cuidado.

PRINCIPAIS TRANSTORNOS MENTAIS

Ansiedade, depressão e doença de Alzheimer resultam da interação entre fatores genéticos, estresse crônico, alterações no sistema imunológico, problemas intestinais – como disbiose e aumento da permeabilidade da mucosa – e deficiências nutricionais. Por isso, o tratamento precisa considerar essa multiplicidade de fatores, inclusive os nutricionais.

A ansiedade, por exemplo, não é apenas excesso de preocupação. Ela afeta corpo e mente, provocando tensão, insônia e até ataques de pânico. Alimentos ricos em magnésio, ômega-3 e antioxidantes podem ajudar a aliviar esses sintomas e complementar o tratamento tradicional.

Já a depressão se caracteriza por tristeza persistente e perda de interesse, impactando profundamente a qualidade de vida. Nutrientes como ácidos graxos, vitamina D e probióticos oferecem suporte ao cérebro e ajudam a reduzir a inflamação. Dietas equilibradas, como a Mediterrânea, estão associadas a menor incidência da doença.

Quando se trata da saúde do cérebro, o que colocamos no prato também faz diferença. Alimentos ricos em antioxidantes, vitaminas do complexo B e ômega-3 retardam o declínio cognitivo e promovem a neuroproteção. Estudos indicam que a dieta mediterrânea, aliada a compostos como curcumina e resveratrol, pode ajudar a evitar o avanço da doença de Alzheimer – mostrando que a nutrição cuida não só do corpo, mas também da mente.

Esse reconhecimento levou ao surgimento oficial, em 2015, do termo "psiquiatria nutricional", que consolidou o papel dos alimentos na saúde mental. Desde então, psiquiatras e nutricionistas passaram a integrar esses conceitos em suas práticas, oferecendo tratamentos mais amplos e que consideram o paciente como um todo.

O NASCIMENTO DA PSIQUIATRIA NUTRICIONAL

Para entender melhor essa evolução, é importante esclarecer que a psiquiatria nutricional não pretende substituir os tratamentos convencionais, mas sim complementá-los. O objetivo não é trocar a fluoxetina por mirtilo, e sim potencializar os benefícios já alcançados. Essa abordagem oferece alternativas especialmente promissoras para quem não responde bem aos métodos tradicionais, considerando que cerca de 50% dos pacientes com ansiedade e depressão não apresentam melhora satisfatória apenas com medicamentos e psicoterapia.

Acredito que muitas pessoas que hoje utilizam ansiolíticos e antidepressivos poderiam se beneficiar de uma alimentação equilibrada e de um estilo de vida com foco na redução da inflamação – sono de qualidade, prática regular de atividade física e manejo do estresse. Os dados sobre saúde mental reforçam essa necessidade.

Estima-se que quase um bilhão de pessoas no mundo vivam com algum transtorno mental, de acordo com relatório da OMS[1] publicado em 2022 – número que pode dobrar nas próximas décadas – e muitos desses casos estão associados a deficiências nutricionais e desequilíbrios metabólicos. Além do impacto econômico e social, esses transtornos comprometem profundamente a qualidade de vida, não só de quem sofre, mas também de familiares e pessoas próximas.

Embora a genética explique cerca de 30% dos casos de depressão, os outros 70% estão ligados ao estilo de vida. Sedentarismo, tabagismo, estresse crônico, sono insuficiente, exposição excessiva a telas, isolamento social e, sobretudo, uma alimentação desequilibrada têm influência direta sobre o bem-estar mental.

PORQUE A NUTRIÇÃO É IMPORTANTE PARA O CÉREBRO

O cérebro representa apenas 2% do peso corporal, mas consome cerca de 25% da glicose e 20% do oxigênio do corpo [2, 3, 4, 5]. Essa alta demanda metabólica o torna vulnerável a deficiências nutricionais, que podem comprometer sua função e aumentar o risco de transtornos como ansiedade e depressão.

A seguir, destaco alguns dos aspectos mais importantes do papel da nutrição no funcionamento cerebral:

- **Desenvolvimento do cérebro**[6,7]: na infância, o cérebro cresce rapidamente, formando conexões essenciais para habilidades como aprendizado e memória. Para que isso ocorra de modo saudável, o organismo precisa de nutrientes como ferro e ácidos graxos ômega-3. A falta desses elementos pode causar atrasos no desenvolvimento mental e motor, com efeitos que podem se estender por toda a vida.
- **Produção de neurotransmissores**[8,9]: neurotransmissores são os "mensageiros" que permitem a comunicação entre neurônios. Eles dependem de nutrientes presentes nos alimentos, como proteínas (que fornecem aminoácidos) e vitaminas do complexo B. A vitamina B6[10], por exemplo, auxilia na produção de serotonina, ligada ao humor e ao bem-estar.
- **Transmissão sináptica**[11,12,13]: para que as mensagens entre os neurônios sejam enviadas corretamente, o cérebro precisa de minerais como sódio, potássio e cálcio, que participam da geração e transmissão dos impulsos nervosos. Quando esses minerais estão desequilibrados, surgem sintomas como cansaço, confusão mental e dificuldade de concentração.

Regulação de receptores[14]: os receptores funcionam como "portinhas" que recebem as mensagens químicas no cérebro. Nutrientes como zinco e magnésio garantem o bom funcionamento dessas passagens, ajudando o cérebro a interpretar os sinais corretamente – essencial para o aprendizado e a memória.

Além disso, uma alimentação equilibrada é fundamental para o funcionamento do eixo microbiota-intestino-cérebro (EMIC), uma via de comunicação complexa e direta entre o sistema digestivo e o cérebro. Essa conexão desempenha papel essencial na regulação do humor, da cognição e da saúde mental como um todo.

Nas próximas páginas, vamos explorar esse tema em detalhes, mostrando por que o EMIC é tão importante para o equilíbrio da mente.

CONVITE À TRANSFORMAÇÃO

Com esse conhecimento em mãos, convido você a seguir comigo nesta leitura e descobrir como pequenas mudanças nos hábitos alimentares, alinhadas à psiquiatria moderna, contribuem para preservar sua capacidade cognitiva e garantir um envelhecimento com qualidade.

Neste livro, escrito em parceria com a jornalista Eliane Contreras, especialista em saúde e nutrição, você descobrirá como pequenas mudanças nos hábitos alimentares podem realmente nutrir seu corpo e mente e, com isso, abrir caminho para uma vida longa e saudável, com a mente sempre ativa.

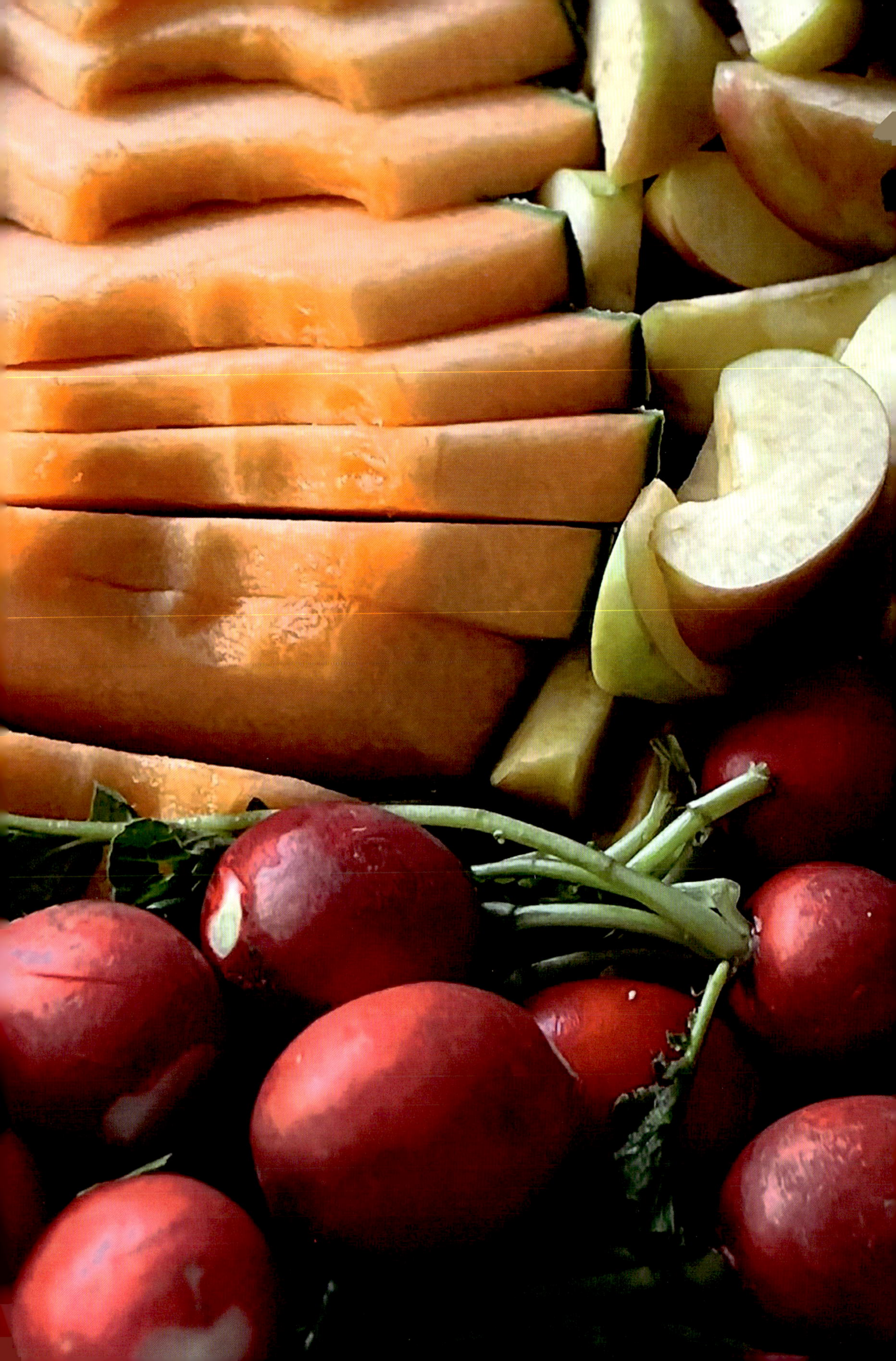

Capítulo 1

O impacto da alimentação na saúde mental

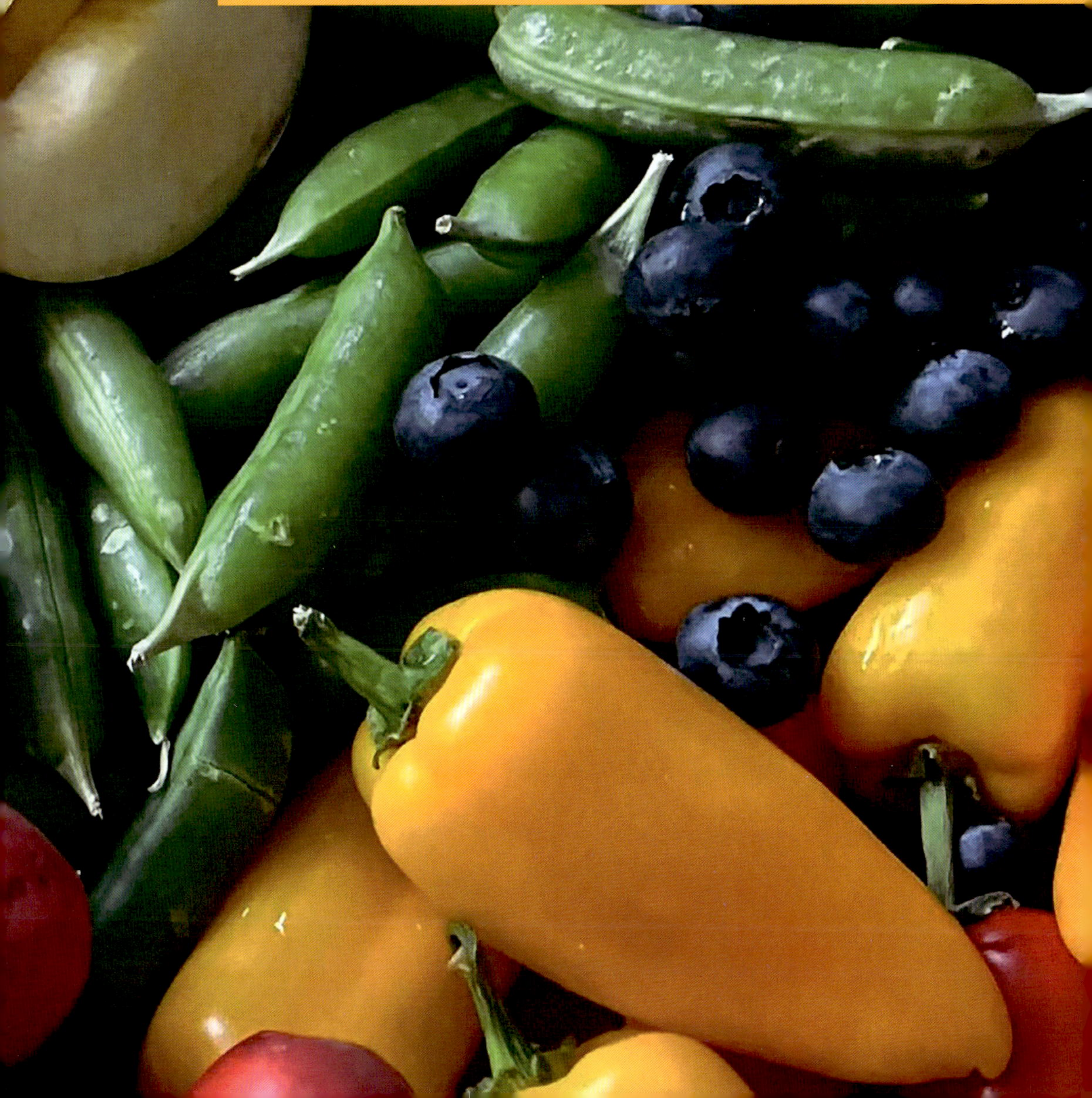

A conexão entre o que comemos e como nos sentimos não se limita à satisfação física. Nosso cérebro – responsável pelos pensamentos, emoções e ações – depende diretamente dos nutrientes que ingerimos. Esses nutrientes influenciam toda a química do corpo e processos essenciais para a saúde mental, como a comunicação entre as células nervosas e a produção de neurotransmissores, que regulam o humor, o foco e a energia.

Os alimentos que consumimos atuam na fluidez das membranas celulares, necessária para o funcionamento adequado dessas estruturas, e influenciam a transmissão dos impulsos nervosos, ajudando a manter o cérebro em plena atividade. Nutrientes como gorduras saudáveis, vitaminas e minerais são essenciais para o desenvolvimento cerebral, a reparação dos tecidos e a proteção contra danos oxidativos.

Por isso, nossa dieta não nutre apenas músculos e órgãos – ela molda diretamente nossa saúde mental e bem-estar emocional. Uma alimentação equilibrada fortalece a resiliência ao estresse e contribui para a prevenção de transtornos psicológicos, tornando-se uma aliada indispensável para o equilíbrio da mente.

OS NUTRIENTES INDISPENSÁVEIS PARA O CÉREBRO

Pessoas com transtornos mentais frequentemente apresentam deficiências nutricionais[15]. A boa notícia é que ajustar a dieta ou recorrer à suplementação são estratégias eficazes para prevenir ou tratar, a curto e médio prazo, a depressão e a ansiedade, além de melhorar o humor e a qualidade de vida de quem enfrenta esses problemas.

O ponto central está na escolha de alimentos que garantam os componentes necessários para a produção de proteínas e o fornecimento de energia ao cérebro. Esses alimentos também devem oferecer substâncias bioativas de origem vegetal, como polifenóis, carotenoides e terpenos – compostos com efeitos antioxidantes e benefícios comprovados para o equilíbrio da microbiota intestinal e, consequentemente, para o desempenho do sistema nervoso e das funções cognitivas.

Entre esses alimentos, destacam-se peixes, carnes magras, leguminosas e ovos, fontes importantes de proteínas, que favorecem o funcionamento cerebral, especialmente em momentos que exigem alta concentração e desempenho cognitivo. Já os carboidratos complexos, presentes em grãos integrais, leguminosas e vegetais, fornecem energia de maneira constante para o corpo e o cérebro. Também servem de alimento para bactérias intestinais benéficas, que produzem metabólitos com ação protetora – alguns deles serão detalhados mais para a frente.

Por outro lado, é importante evitar os carboidratos simples na forma de açúcares refinados, presentes em grãos refinados, açúcar e produtos ultraprocessados. Esses alimentos são pobres em fibras, podem aumentar a ansiedade e prejudicar a função cognitiva a longo prazo[16,17,18]. Da mesma forma, o consumo frequente de gorduras saturadas – presentes em carnes gordurosas, laticínios integrais, ovos e óleos de palma e coco – pode desencadear inflamação no cérebro e, consequentemente, comprometer a saúde cerebral[19].

Em contrapartida, as gorduras ômega-3 oferecem diversos benefícios: reduzem a inflamação, melhoram a função sináptica e promovem a neuroproteção, contribuindo para reduzir o declínio cognitivo e favorecer a memória. Esse tipo de gordura participa da estrutura das células cerebrais. Peixes de água fria, como sardinha, salmão, arenque e atum, além de nozes e sementes de chia e linhaça, são as principais fontes de ômega-3. Na forma de suplementação, essa gordura também está associada à redução dos sintomas depressivos e pode auxiliar no tratamento com antidepressivos clássicos.

AS VITAMINAS E MINERAIS QUE PRESERVAM AS FUNÇÕES COGNITIVAS

Além das proteínas, dos carboidratos complexos e das gorduras saudáveis, algumas vitaminas e minerais são especialmente importantes para a manutenção da saúde mental. As vitaminas B6, B9, B12, D, E e K, assim como os minerais cálcio, zinco, selênio, cobre, ferro e magnésio, participam diretamente da atividade metabólica do cérebro, contribuindo para prevenir processos de degeneração ao longo do tempo.

Esses micronutrientes ajudam a preservar as funções cognitivas e a reduzir o risco de doenças neurodegenerativas. A seguir, acompanhe mais detalhes sobre os efeitos que cada um deles exerce sobre a cognição e o humor.

Vitaminas do complexo B – essenciais para o cérebro e o humor

As vitaminas do complexo B formam um grupo de oito vitaminas solúveis em água – B1, B2, B3, B5, B6, B7, B9 (folato) e B12 (cobalamina) – essenciais para o bom funcionamento do organismo e para a saúde mental[20]. Elas participam de processos importantes como a produção de energia, a formação de neurotransmissores e o equilíbrio hormonal, além de contribuírem para a prevenção de distúrbios psiquiátricos, como a depressão.

Entre essas vitaminas, a B9 e a B12 merecem destaque. As duas atuam juntas em funções vitais para o cérebro e o sistema nervoso: são fundamentais para a produção de DNA, o reparo celular e o controle dos níveis de homocisteína – uma substância inflamatória que, quando elevada, está associada a maior risco de declínio cognitivo, depressão e doenças neurodegenerativas.

Efeitos extras na saúde mental

- **Vitamina B9 (folato):** é essencial desde a formação do sistema nervoso no feto até a manutenção das funções cognitivas ao longo da vida.
- **Vitamina B12 (cobalamina):** ajuda a proteger os neurônios, mantendo a integridade da bainha de mielina, que envolve e isola as fibras nervosas, além de participar da produção de energia nas células cerebrais.

Prejuízos causados pela carência dessas vitaminas

A deficiência de B9 e B12 pode comprometer a memória, o humor e a clareza mental, sendo associada a sintomas como fadiga, confusão, irritabilidade e depressão.

Fatores que agravam o déficit

Envelhecimento, uso de medicamentos (como antiácidos) e doenças digestivas afetam a absorção de nutrientes, aumentando o risco de deficiência dessas vitaminas, especialmente da vitamina B12, que apresenta um processo complexo de absorção no intestino.

10 alimentos ricos em vitaminas B6, B9 e B12

Embora essas vitaminas estejam presentes em alimentos de origem animal e vegetal, muitas pessoas não mantêm níveis adequados de B6, B9 e B12. O consumo excessivo de ultraprocessados, pobres em nutrientes, prejudica a ingestão desses micronutrientes. Além disso, disfunções digestivas e disbiose intestinal podem comprometer sua absorção e metabolização, o que, em algumas situações, leva à necessidade de suplementação.

Ainda assim, incluir fontes naturais dessas vitaminas na dieta costuma ser suficiente para preservar a saúde cerebral e prevenir o declínio cognitivo. A lista de alimentos-chave inclui:

1. Peixes (salmão, atum).
2. Ovos.
3. Frango.
4. Carne vermelha magra.
5. Lentilha (ácido fólico).
6. Espinafre e folhas verde-escuras.
7. Feijões.
8. Grão-de-bico.
9. Abacate.
10. Levedura nutricional fortificada (com B12).
11. Iogurte e queijo.

Importante: como a vitamina B12 está presente principalmente em carnes, quem adota uma alimentação vegetariana deve consultar um nutricionista para avaliar a necessidade de suplementação e a dose adequada, se for o caso.

Vitamina D – ossos fortes e bem-estar da mente

Essencial para diversas funções no organismo, a vitamina D regula o sistema imunológico e promove o equilíbrio dos níveis de cálcio e fósforo – minerais que participam da formação e manutenção da massa óssea. Sua relevância também alcança a saúde mental: estudos demonstram que níveis adequados de vitamina D ajudam na prevenção de condições como depressão e declínio cognitivo, além de favorecerem o bem-estar geral[21].

Efeitos extras na saúde mental

- **Modulação dos neurotransmissores:** a vitamina D ajuda na regulação da serotonina, neurotransmissor que influencia o humor, contribuindo para a prevenção da depressão.
- **Proteção contra o declínio cognitivo:** ela protege as células nervosas, reduzindo o risco de demência e outras condições neurodegenerativas.
- **Redução da inflamação no cérebro:** a vitamina D atua na regulação do sistema imunológico, prevenindo inflamações que podem afetar o tecido cerebral e causar problemas cognitivos.

Prejuízos causados pela carência dessa vitamina

A falta de vitamina D pode afetar negativamente o cérebro, interferindo na produção de neurotransmissores e na função das células nervosas. Essa deficiência está associada a alterações no humor, como depressão e ansiedade, além de prejudicar a capacidade cognitiva. Estudos indicam que níveis insuficientes aumentam o risco de doenças neurodegenerativas.

Fatores que agravam o déficit

A vitamina D é produzida pelo corpo a partir da exposição ao sol, mas muitas pessoas não recebem a quantidade necessária, principalmente em regiões com pouca luz solar ou em ambientes fechados. Além disso, dietas pobres em alimentos que fornecem esse nutriente podem piorar a deficiência, impactando a saúde mental.

O envelhecimento e o uso frequente de protetor solar também reduzem a produção natural de vitamina D. Por isso, monitorar os níveis dessa vitamina ao longo da vida é fundamental para evitar deficiências.

10 alimentos que aumentam a ingestão de vitamina D

A principal forma de obter vitamina D é por meio da exposição solar, mas o cardápio também pode ser enriquecido com alimentos ricos nesse micronutriente. Em alguns casos, a suplementação pode ser recomendada por um nutricionista. A seguir, veja algumas opções de alimentos que são boas fontes de vitamina D:

1. Salmão.

2. Atum.
3. Sardinha.
4. Tilápia.
5. Gema de ovo.
6. Cogumelos (especialmente se expostos ao sol).
7. Semente de girassol.
8. Óleo de fígado de bacalhau.
9. Alga nori.
10. Levedura nutricional fortificada com vitamina D.

Vitamina E – proteção contra o estresse oxidativo

Esse poderoso antioxidante protege as células contra danos causados pelos radicais livres, preservando a integridade celular. Além de ser importante para a saúde da pele e do sistema imunológico, a vitamina E contribui para a redução de processos inflamatórios no cérebro, o que pode favorecer a prevenção de transtornos mentais [22].

Efeitos extras na saúde mental

Melhora a comunicação entre as células nervosas, promovendo a saúde cognitiva e emocional de maneira ampla.

Prejuízos causados pela carência dessa vitamina

A ausência de vitamina E pode comprometer o funcionamento do cérebro, já que ela protege as membranas celulares contra o estresse oxidativo. A deficiência desse nutriente afeta a sinalização dos neurotransmissores e o equilíbrio entre os processos oxidativos e antioxidantes no sistema nervoso. Esse desequilíbrio está associado a sintomas como irritabilidade, depressão e problemas de memória.

Fatores que agravam o déficit

A vitamina E é abundante em sementes, nozes e óleos vegetais, mas o consumo excessivo de alimentos ultraprocessados tem contribuído para sua deficiência na dieta moderna. Essa carência pode acelerar o envelhecimento celular e aumentar o risco de transtornos mentais. Além disso, fatores como estresse oxidativo, poluição, consumo excessivo de álcool e fumo reduzem as reservas de vitamina E, tornando necessária uma ingestão maior para compensar os danos.

10 alimentos ricos em vitamina E

A suplementação pode ser recomendada em algumas situações por um nutricionista, mas o consumo regular de alimentos naturais ricos em vitamina E geralmente é suficiente para melhorar os sintomas associados ao déficit. Inclua os seguintes alimentos na sua rotina para garantir a ingestão adequada desse micronutriente:

1. Óleo de girassol.
2. Óleo de amêndoas.
3. Sementes de girassol.
4. Nozes e amêndoas.
5. Abacate.
6. Avelã.
7. Espinafre.
8. Brócolis.
9. Kiwi.
10. Manga.

Vitamina K – aliada do cérebro e da memória

Essa vitamina essencial desempenha um papel fundamental na saúde geral do organismo, especialmente na coagulação sanguínea e na saúde óssea. Ainda, a vitamina K vem se destacando como um nutriente importante para a saúde cerebral e mental, pois contribui para a proteção das células nervosas, ajudando a reduzir a inflamação e o estresse oxidativo no cérebro[23].

Efeitos extras na saúde mental

Estudos sugerem que essa vitamina pode melhorar as funções cognitivas, além de estar associada à redução do risco de doenças neurodegenerativas.

Prejuízos causados pela carência dessa vitamina

A ausência de vitamina K pode prejudicar a saúde cerebral, uma vez que participa da síntese de proteínas que regulam a função celular e a comunicação entre os neurônios. A deficiência desse nutriente está associada a problemas de memória, dificuldades de aprendizado e maior vulnerabilidade a doenças cognitivas.

Fatores que agravam o déficit

Apesar de estar presente em vários alimentos, a vitamina K pode faltar devido ao estilo de vida moderno, com dietas pobres em vegetais folhosos e alto consumo de ultraprocessados. Doenças gastrointestinais, uso de medicamentos e o envelhecimento também reduzem sua absorção, aumentando a necessidade desse nutriente.

10 alimentos ricos em vitamina K

Para garantir a ingestão adequada de vitamina K, inclua uma variedade de alimentos na sua dieta. Considere adicionar os seguintes itens à sua rotina alimentar:

1. Couve.
2. Espinafre.
3. Brócolis.
4. Couve-de-bruxelas.
5. Alface.
6. Abacate.
7. Kiwi.
8. Favas.
9. Salsa.
10. Óleo de soja.

Cálcio, zinco e selênio – minerais para a saúde mental e emocional

Os minerais cálcio, zinco e selênio participam da sinalização celular, da regulação hormonal e do combate ao estresse oxidativo, funções essenciais para o funcionamento do sistema nervoso e do cérebro[24,25,26].

Efeitos extras na saúde mental

Cálcio:

- Regula neurotransmissores, como a serotonina, que influencia o humor.
- É importante para a regulação da excitabilidade neuronal.
- Atua na contração muscular, incluindo a do coração, garantindo um ritmo cardíaco estável.
- Contribui para a manutenção do peso corporal saudável.
- Melhora a qualidade do sono.

Zinco:

- Reduz a inflamação cerebral, associada a transtornos como depressão e ansiedade.
- É importante para a regulação da excitabilidade neuronal.
- Melhora a função imunológica, prevenindo infecções que impactam a saúde mental.
- Auxilia no controle da resposta ao estresse e, consequentemente, promove equilíbrio emocional.
- Junto com o cobre, é cofator da superóxido dismutase (SOD), uma das principais enzimas antioxidantes do corpo.

Selênio:

- Protege o cérebro contra o envelhecimento precoce e a degeneração celular.
- Auxilia na desintoxicação de metais pesados com potencial neurotóxico.
- Contribui para a melhora do humor ao reduzir inflamações e o estresse oxidativo.
- Atua como cofator da glutationa, o principal antioxidante do organismo.
- Essencial para o funcionamento adequado da tireoide.

Prejuízos causados pela carência desses minerais

A falta de cálcio, geralmente associada à osteoporose, cãibras musculares e distúrbios cardíacos, também compromete a comunicação entre as células nervosas, causando alterações de humor, depressão e confusão mental.

O zinco, essencial para mais de 100 enzimas, é fundamental para a neurogênese e a proteção contra o estresse oxidativo. Sua deficiência pode provocar transtornos depressivos e afetar a função cognitiva e imunológica.

Já o selênio, reconhecido por seu efeito antioxidante, protege o cérebro dos danos causados pelo estresse oxidativo. Níveis baixos estão ligados a maior risco de depressão, doença de Alzheimer e outras doenças neurodegenerativas. Além disso, o selênio é necessário para a produção dos hormônios da tireoide, que influenciam diretamente o humor e a saúde mental.

Fatores que agravam o déficit

O estilo de vida moderno, caracterizado por alta carga de estresse e alimentação desequilibrada e ultraprocessada, aumenta a demanda por esses minerais. Fatores como poluição, uso excessivo de medicamentos e consumo de álcool também comprometem os níveis de cálcio, zinco e selênio.

10 alimentos ricos em cálcio, zinco e selênio

A suplementação, sob orientação de um nutricionista, pode ser necessária em alguns casos, mas uma alimentação balanceada costuma ser suficiente para a maioria das pessoas. Para garantir a ingestão adequada, busque incluir os seguintes alimentos em sua dieta:

Cálcio:

1. Lácteos (iogurte, queijo), bebidas vegetais enriquecidas com cálcio e tofu.
2. Sardinha e outros peixes com ossos.
3. Vegetais de folhas verde-escuras (couve, brócolis).

Zinco:

4. Ostras e outros frutos do mar.
5. Carnes magras e aves.
6. Sementes de abóbora e girassol.

Selênio:

7. Castanha-do-pará.
8. Cogumelos.
9. Ovos.
10. Grãos integrais.

Cobre – proteção para o cérebro e as funções cognitivas

Esse mineral participa de várias reações químicas no organismo, incluindo a produção de energia celular, a formação de neurotransmissores e a manutenção da saúde cerebral[27].

Efeitos extras na saúde mental

- Facilita a formação de colágeno e elastina, essenciais para a saúde dos tecidos conectivos, inclusive os do sistema nervoso.
- Atua como cofator na síntese de enzimas antioxidantes, que protegem o cérebro do estresse oxidativo.

- Contribui para a absorção adequada de ferro, prevenindo a anemia, que pode comprometer a oxigenação cerebral.

Prejuízos causados pela carência desse mineral

A deficiência de cobre no cérebro está relacionada a desequilíbrios na produção de neurotransmissores, como dopamina e norepinefrina, essenciais para o controle do humor e das funções cognitivas. A falta desse mineral pode afetar a mielinização – processo responsável pela formação da bainha de mielina ao redor dos nervos –, levando a distúrbios neurológicos, como fadiga crônica, problemas de coordenação motora e até degeneração cerebral. Baixos níveis de cobre também comprometem a capacidade do corpo de combater radicais livres, aumentando o risco de doenças neurodegenerativas.

Fatores que agravam o déficit

O ritmo acelerado e o alto nível de estresse da vida moderna podem aumentar a demanda de cobre para manter o equilíbrio energético e combater o estresse oxidativo. Fatores como poluição, uso excessivo de medicamentos e dietas desequilibradas também contribuem para a redução dos níveis desse mineral.

10 alimentos ricos em cobre

A correção do déficit pode ser realizada com ajustes simples na alimentação. A inclusão de alimentos ricos em cobre pode ser suficiente para manter os níveis adequados e prevenir problemas de saúde mental. Garanta, se possível, o consumo diário dos seguintes alimentos:

1. Ostras e outros frutos do mar.
2. Castanhas (especialmente castanha-de-caju).
3. Sementes de girassol.
4. Cacau em pó e chocolate amargo.
5. Leguminosas (lentilhas e grão-de-bico).
6. Cogumelos (shiitake).
7. Grãos integrais (quinoa, aveia).
8. Abacate.
9. Batata-doce.
10. Ervilha.

Ferro – energia para o corpo e clareza para a mente

Responsável pelo transporte de oxigênio e pela geração de energia, o ferro é indispensável para o bom funcionamento de todo o organismo. No cérebro, atua como cofator de enzimas envolvidas na produção de dopamina, neurotransmissor necessário para a regulação do humor e o desempenho cognitivo[28].

Efeitos extras na saúde mental

Estudos indicam que níveis adequados de ferro podem reduzir sintomas de ansiedade e depressão, promovendo um estado emocional mais equilibrado. Sua presença é vital para o funcionamento eficiente do sistema nervoso central.

Prejuízos causados pela carência desse mineral

A deficiência de ferro impacta negativamente a saúde cerebral, comprometendo a oxigenação dos tecidos nervosos. Esse déficit pode resultar em fadiga mental, dificuldades de aprendizado e maior suscetibilidade a distúrbios do humor, como irritabilidade e depressão. A anemia ferropriva, caracterizada pela baixa concentração de ferro no organismo, tende a agravar esses problemas.

Porém, é importante ressaltar que, assim como sua deficiência, o excesso de ferro pode ser prejudicial, uma vez que leva ao estresse oxidativo e à inflamação. Por isso, o ideal é dosá-lo a partir de exames de sangue de tempos em tempos.

Fatores que agravam o déficit

Embora o ferro esteja presente em diversos alimentos, a má absorção intestinal, o consumo excessivo de ultraprocessados, dietas vegetarianas ou veganas mal planejadas, menstruação intensa e condições que aumentam a necessidade do mineral, como a gravidez, contribuem para a sua escassez.

10 alimentos ricos em ferro

Para assegurar a ingestão adequada de ferro, considere adicionar os seguintes itens à sua rotina alimentar:

1. Carne vermelha magra.
2. Frango e peru.
3. Ostra e outros frutos do mar.

4. Leguminosas (lentilhas, grão-de-bico e feijão).
5. Espinafre e outras folhas verde-escuras.
6. Tofu.
7. Quinoa.
8. Sementes de abóbora e de chia.
9. Amêndoa.
10. Cacau em pó e chocolate amargo.

Magnésio – menos ansiedade e estresse

Esse mineral orquestra mais de 300 reações bioquímicas essenciais ao funcionamento do corpo. Ele regula o sistema nervoso, atua como catalisador na produção de energia e na síntese de proteínas, desempenhando um papel vital na harmonia entre a saúde mental e emocional[29].

Efeitos extras na saúde mental

O magnésio regula a excitabilidade neuronal, ajudando a reduzir o risco de ansiedade e depressão. Também é fundamental para o equilíbrio neurológico, modulando a neurotransmissão e contribuindo para as funções cognitivas. Manter níveis adequados desse mineral favorece um sono profundo e reparador, além de aumentar a resiliência ao estresse, promovendo maior estabilidade emocional.

Prejuízos causados pela carência desse mineral

A carência de magnésio está associada a sintomas como irritabilidade, ansiedade, fadiga e dificuldades de concentração. Isso ocorre porque a falta desse mineral pode afetar a qualidade do sono e aumentar a vulnerabilidade a distúrbios do humor, comprometendo a saúde geral do cérebro.

Fatores que agravam o déficit

Apesar de estar presente em diversos alimentos, o estilo de vida moderno, caracterizado por dietas ricas em alimentos ultraprocessados, pode levar à deficiência de magnésio. Fatores como estresse crônico, consumo excessivo de álcool e condições de saúde que afetam a absorção intestinal, como doenças gastrointestinais, também podem aumentar a necessidade desse mineral.

10 alimentos ricos em magnésio

Para assegurar a quantidade necessária de magnésio, vale incluir com frequência os seguintes alimentos na sua alimentação:

1. Espinafre.
2. Sementes de abóbora.
3. Amêndoas.
4. Feijões (feijão preto, feijão branco, lentilhas).
5. Abacate.
6. Chocolate amargo.
7. Banana.
8. Grãos integrais (como quinoa e aveia).
9. Brócolis.
10. Iogurte natural.

QUANDO SUPLEMENTAR

As vitaminas B6, B9, B12, D, E e K, assim como os minerais cálcio, zinco, selênio, cobre, ferro e magnésio, estão presentes em muitos alimentos, mas a suplementação pode ser necessária em situações mais graves – especialmente em casos de deficiências nutricionais ou transtornos mentais diagnosticados.

A orientação de um nutricionista é imprescindível para avaliar com precisão o estado nutricional e de saúde de cada pessoa, identificar suas necessidades específicas e elaborar um plano alimentar personalizado. Assim, a suplementação ocorre de maneira segura e eficaz, evitando excessos que podem ser prejudiciais.

Por exemplo, a hipervitaminose D pode elevar os níveis de cálcio no sangue, prejudicando a função neurológica e causando sintomas como confusão e dificuldades cognitivas. Da mesma forma, níveis elevados de vitamina B12 têm sido associados ao aumento do risco de comprometimento cognitivo em algumas populações, reforçando a importância de monitorar a ingestão dessas vitaminas.

Além disso, estudos recentes sugerem uma possível associação entre níveis excessivos de vitamina B12 e vitamina B9 e um risco aumentado de câncer, embora a relação causal ainda esteja sendo investigada. Outros exemplos de prejuízos provocados pelo consumo excessivo de vitaminas incluem a neuropatia induzida pelo excesso de vitamina B6, que pode causar dormência, formigamento e fraqueza muscular – sobretudo nas mãos e nos pés. Esse quadro também pode afetar a coordenação, o equilíbrio, a sensibilidade e até o funcionamento cognitivo.

Já a toxicidade induzida pela alta ingestão de selênio, conhecida como selenose, compromete a saúde mental e pode causar sintomas como fadiga, irritabilidade e até depressão. Vale lembrar que o selênio é o único mineral em que a toxicidade pode ser alcançada apenas pela alimentação, sem necessidade de suplementos. A ingestão diária recomendada para adultos é de 55 mcg/dia, e o limite máximo tolerado é de 400 mcg. Para se ter uma ideia, uma única castanha-do-Brasil pode conter entre 200 e 400 mcg – uma quantidade expressiva em comparação aos níveis seguros.

Esses riscos podem ser evitados com a orientação de um nutricionista, que, além de avaliações físicas e biológicas, leva em consideração os hábitos alimentares e o estilo de vida, promovendo uma abordagem holística para o bem-estar mental.

Nutrientes essenciais para a saúde do sistema nervoso central

Alguns nutrientes têm ação comprovada na manutenção da função neurológica. A tabela apresenta os mais relevantes, suas principais fontes, os efeitos sobre o cérebro e as doses diárias recomendadas para adultos, evitando tanto a deficiência quanto o excesso.

Tabela 1 Principais nutrientes, fontes alimentares e efeitos no sistema nervoso central (SNC)

Nutriente	Fontes alimentares	Benefícios para o cérebro	Dose diária recomendada
Tiamina (B1)	Cereais integrais, vegetais verdes, batatas, ovos, porco, fígado	Contribui para a produção de energia e de compostos importantes para o cérebro, como neurotransmissores.	1,2/1,1 mg
Riboflavina (B2)	Laticínios, vegetais verdes, legumes, fígado, cogumelos	Ajuda na conversão de outras vitaminas e na produção de energia, além de proteger as células cerebrais.	1,3/1,1 mg
Niacina (B3)	Carne, peixe, cereais integrais, legumes, nozes, cogumelos	Melhora a energia celular, protege o DNA e controla a inflamação no corpo e no cérebro.	16/14 mg
Ácido pantotênico (B5)	Carne, cereais integrais, brócolis	Vital para a produção de energia e neurotransmissores, além de proteger as células cerebrais.	5 mg
Piridoxina (B6)	Carne, peixe, legumes, nozes, bananas, batatas	Necessária para o funcionamento do cérebro, ajuda a transformar alimentos em energia e regula os neurotransmissores.	1,3 mg

(continua)

Tabela 1 Principais nutrientes, fontes alimentares e efeitos no sistema nervoso central (SNC) (continuação)

Nutriente	Fontes alimentares	Benefícios para o cérebro	Dose diária recomendada
Biotina (B7)	Ovos, fígado, vegetais verdes	Contribui para o equilíbrio do metabolismo e da produção de energia.	30 mcg
Folato (B9)	Vegetais verdes, legumes, frutas cítricas	Essencial para a produção de neurotransmissores e para o reparo do DNA, além de melhorar a saúde cerebral.	400 mcg
Cobalamina (B12)	Carne, peixe, ovos, laticínios	Importante para a saúde do cérebro e para a produção de energia.	2,4 mcg
Lítio	Grãos, vegetais, água potável, derivados animais	Ajuda a regular a atividade dos neurotransmissores, essencial para a saúde mental.	1 mg
Selênio	Castanhas, nozes, peixes, carne, ovos	Atua como antioxidante, ajudando a proteger o cérebro e melhorar a comunicação entre as células.	26-34 mcg
Magnésio	Vegetais verdes, leguminosas, nozes, sementes, grãos integrais	Essencial para o funcionamento das células nervosas e ajuda na produção de energia.	220-260 mg
Ferro	Carne, legumes, oleaginosas, frutos secos	Possibilita o transporte de oxigênio para o cérebro e a produção de neurotransmissores importantes para o funcionamento cerebral.	8/18 mg
Zinco	Ostras, feijão, nozes, carne vermelha, sementes, laticínios	Importante para a produção de proteínas e para o funcionamento adequado das células cerebrais.	3,0-14,0 mg
Cálcio	Laticínios, tofu, sementes (gergelim), folhas verdes	Regula a liberação de neurotransmissores e mantém a comunicação entre as células nervosas.	1.000 mg
Vitamina A	Óleo de peixe, gema de ovo, vegetais verdes, frutas alaranjadas	Ajuda na formação e no funcionamento das células nervosas.	900/700 mcg
Vitamina C	Frutas cítricas, tomate, pimentão, batata	Protege o cérebro contra danos e ajuda na produção de neurotransmissores e colágeno.	90/75 mg
Vitamina E	Abacate, nozes, azeite, sementes, amêndoas	Preserva as células cerebrais e ajuda na regeneração de outros antioxidantes no corpo.	15 mg
Vitamina D	Exposição ao sol, óleo de peixe, fígado, ovos, cogumelos	Modula a função cerebral e o sistema imunológico.	600 UI
Ômega 3	Peixes (salmão, sardinha), chia, linhaça, nozes	Fortalece as células do cérebro e auxilia na redução dos sintomas da depressão[30].	2,0/1,6 g

Fonte: adaptada de Cominetti e Cozzolino, 2023[31].

E a suplementação de creatina, é segura?

Sim, a suplementação de creatina é considerada segura para a maioria das pessoas saudáveis quando usada nas doses recomendadas (geralmente entre 3 e 5 g por dia). Essa molécula, presente naturalmente nos músculos e no cérebro, atua como fonte rápida de energia para as células. O corpo produz creatina a partir de alguns aminoácidos e também a obtém pela alimentação, mas a suplementação pode trazer benefícios para o desempenho físico e a saúde cerebral, especialmente em situações de maior demanda energética ou recuperação celular[32]. Pessoas com doenças renais ou outras condições específicas devem consultar um médico antes de iniciar o uso.

Impactos positivos na saúde cerebral

- **Melhora da função cognitiva:** em condições de estresse metabólico, como privação de sono e envelhecimento, a creatina favorece a memória e o processamento mental ao aumentar as reservas de energia no cérebro.
- **Benefícios para diferentes públicos:** seu uso beneficia tanto adultos saudáveis quanto pessoas com dificuldades cognitivas, ao reduzir o estresse oxidativo e promover a sobrevivência das células cerebrais.
- **Apoio em lesões cerebrais:** a creatina auxilia na recuperação após traumas, melhorando o funcionamento das mitocôndrias e reduzindo déficits cognitivos, o que acelera a reabilitação e melhora o desempenho mental.

Dose diária recomendada

De acordo com estudos recentes, o consumo de 3 a 5 g por dia está associado a melhorias significativas na memória e maior velocidade de raciocínio. Porém, ainda há necessidade de mais estudos para determinar a dosagem ideal e os mecanismos que sustentam esses efeitos.

MECANISMOS-CHAVE PARA O BEM-ESTAR MENTAL

Esses exemplos mostram como a alimentação e a suplementação impactam diretamente nossa saúde mental. De fato, o efeito da nutrição no cérebro é complexo e ocorre por meio de diferentes mecanismos interligados. Com base em estudos científicos e na minha experiência clínica, destaco três processos-chave que influenciam o bem-estar mental: controle da inflamação e do estresse oxidativo; equilíbrio do eixo microbiota-intestino-cérebro (EMIC); e modulação epigenética. Entender esses mecanismos ajuda a compreender como nossas escolhas alimentares podem afetar positiva ou negativamente nosso cérebro.

1. Controle da inflamação e do estresse oxidativo

A inflamação e o estresse oxidativo estão intimamente ligados: um potencializa o outro, formando um ciclo interdependente que afeta profundamente o bem-estar físico e mental [33,34,35,36]. A inflamação crônica favorece o acúmulo de radicais livres, enquanto o excesso desses compostos, por sua vez, intensifica processos inflamatórios.

A inflamação e sua função de defesa

Normalmente, a inflamação é uma resposta natural do corpo para combater infecções – causadas por vírus, bactérias ou parasitas – e reparar tecidos danificados, como ocorre na cicatrização. Porém, quando essa resposta é ativada de maneira contínua, torna-se prejudicial. A inflamação persistente faz o corpo reagir de maneira exagerada a agentes ou lesões que já não existem, resultando em um processo de baixo grau que pode se estender por meses ou até anos.

Quando a defesa se transforma em risco

Esse estado inflamatório crônico, associado ao estresse oxidativo, afeta o organismo como um todo, tornando-o mais suscetível a várias doenças, desde condições metabólicas e cardiovasculares até o câncer. No sistema nervoso, o estresse oxidativo é especialmente prejudicial, uma vez que nosso cérebro apresenta uma defesa antioxidante limitada. Os radicais livres podem danificar neurônios e outras células cerebrais, prejudicando a comunicação e afetando funções cognitivas e emocionais. Estudos sugerem que tanto a inflamação de baixo grau quanto o estresse oxidativo contribuem para doenças mentais, como depressão e ansiedade, além de estarem associados a disfunções metabólicas e desequilíbrios hormonais.

Por isso, a alimentação ganha um papel central

O que ingerimos pode influenciar diretamente esses processos – regulando níveis de insulina, equilíbrio hormonal, inflamação ou até mesmo modulando desejos alimentares, como a vontade de consumir açúcar. Esses fatores, por sua vez, impactam o humor, a memória e o bem-estar emocional. Em resumo, nossas escolhas alimentares são determinantes para manter o equilíbrio entre corpo e mente, com o potencial de minimizar inflamações e reduzir o estresse oxidativo.

Como os alimentos provocam inflamação no cérebro

- **Consumo frequente de ultraprocessados.** Dietas que priorizam alimentos ultraprocessados, especialmente ricos em ingredientes de origem animal e pobres em frutas e vegetais, como nas dietas ocidentais, estão ligadas à inflamação crônica e ao aumento do risco de doenças mentais.
- **Excesso de comida e calorias.** Comer mais do que o corpo precisa, sobretudo quando combinado com sedentarismo, leva ao ganho de peso. O sobrepeso e a obesidade, por sua vez, aumentam a inflamação, prejudicando a microbiota intestinal e a saúde imunológica do cérebro (abordarei esse tema em mais detalhes adiante).
- **Baixa ingestão de antioxidantes.** A ausência de antioxidantes na dieta torna o organismo mais vulnerável ao estresse oxidativo, em especial no cérebro, que consome muita energia e contém minerais como ferro e cobre, além de gorduras poli-insaturadas, como o ômega-3. Esses nutrientes são essenciais para a saúde cerebral, mas, por sua estrutura química, são mais suscetíveis à oxidação em um ambiente rico em radicais livres. Sem antioxidantes suficientes para neutralizá-los, esse desequilíbrio pode danificar células cerebrais e aumentar o risco de condições como depressão, transtorno bipolar e doença de Alzheimer, particularmente quando há inflamação crônica associada.

2. Equilíbrio do eixo microbiota-intestino-cérebro

Apesar de muitos aspectos dessa via ainda estarem sendo explorados, a ciência tem demonstrado que a microbiota intestinal é imprescindível na regulação do eixo microbiota-intestino-cérebro (EMIC) e, consequentemente, na saúde mental. Esse sofisticado canal de comunicação conecta o sistema nervoso ao intestino por meio de três principais vias:

- **Via nervosa:** o nervo vago, responsável pela comunicação direta entre o intestino e o cérebro, regula a resposta ao estresse e processos cognitivos e emocionais.
- **Via endócrina:** a microbiota influencia a liberação de hormônios e neurotransmissores, como a serotonina, afetando o humor, a cognição e o risco de distúrbios neuropsiquiátricos.
- **Via imunológica:** ela regula o sistema imunológico, reduzindo inflamações que podem estar associadas a condições como depressão, ansiedade e doenças neurodegenerativas. A disbiose, ou desequilíbrio da microbiota, pode aumentar a permeabilidade intestinal, permitindo a passagem de toxinas para o sangue e desencadeando inflamações sistêmicas que impactam o cérebro.

Microbiota: canal de comunicação entre cérebro-intestino

Composta por mais de 1.500 espécies de microrganismos – entre bactérias, arqueas, fungos, protozoários e vírus –, a microbiota intestinal exerce diversas funções no organismo, incluindo papéis essenciais na saúde cerebral. Entre suas contribuições mais relevantes está a produção de substâncias que afetam diretamente o cérebro, como os ácidos graxos de cadeia curta (AGCC), resultantes da fermentação de fibras alimentares e carboidratos complexos.

Esses compostos são fundamentais para manter a integridade da barreira hematoencefálica (BHE), proteger o cérebro contra toxinas, regular a atividade neural e reforçar a comunicação entre o intestino e o sistema nervoso central. Todos os AGCC oferecem efeito protetor ao cérebro, contribuindo para a preservação das funções cognitivas ao longo do tempo.

O butirato é o AGCC mais estudado até o momento. Ele é produzido por bactérias intestinais durante a fermentação de fibras fermentáveis, carboidratos complexos (conhecidos como "carboidratos acessíveis à microbiota") e polifenóis, como:

- **Amido resistente** – presente na biomassa de banana verde, batata cozida e resfriada, arroz integral resfriado, aveia crua e leguminosas.
- **Inulina e frutooligossacarídeos (FOS)** – encontrados no alho, cebola, alho-poró, alcachofra, chicória e aspargos.
- **Pectina** – disponível na maçã, pera, cenoura e na parte branca dos cítricos, como laranja e limão.

- **Catequinas, proantocianidinas e antocianinas:** presentes no chá verde e em frutas vermelhas, como amora, romã, jabuticaba e açaí.

O butirato tem ação anti-inflamatória, fortalece a barreira intestinal, modula a expressão de genes no cérebro e contribui para prevenir o acúmulo de proteínas beta-amiloides – associadas ao desenvolvimento da doença de Alzheimer.

Os AGCC também regulam a produção de serotonina, dopamina e outros neurotransmissores que equilibram o humor e ajudam a reduzir o risco de transtornos como ansiedade e depressão.

Neurotransmissores: o que fazem e o que precisam para agir bem

Acompanhe na tabela a importância dos neurotransmissores para o sistema cognitivo e os nutrientes necessários para que eles possam ser produzidos.

Tabela 2 Principais neurotransmissores, suas funções e nutrientes precursores

Neurotrans-missor	Principais funções	Como atuam no corpo e na mente	Nutrientes envolvidos na síntese
Serotonina	Regula o humor, o sono, o apetite e o bem-estar geral	A serotonina influencia o humor, ajuda a controlar o sono e o apetite. Níveis baixos estão associados a distúrbios de humor como a depressão, ansiedade e dificuldades para dormir.	Triptofano (aminoácido), vitamina B6, vitamina B3 (niacina), vitamina B2 (riboflavina), vitamina C, magnésio
Dopamina	Regula o prazer, a motivação, a recompensa e o foco	A dopamina está ligada à motivação, à sensação de prazer e recompensa, além de ser fundamental para o foco e a tomada de decisões. A falta de dopamina pode resultar em desânimo, dificuldade de concentração e sintomas de apatia.	Tirosina (aminoácido), ferro, vitamina B6, vitamina B2 (riboflavina), ácido fólico
Noradrenalina	Regula a atenção, a vigilância e a resposta ao estresse	A noradrenalina é importante para manter a energia e o foco em situações de estresse, além de ajudar na resposta ao perigo. Níveis baixos podem causar fadiga, falta de concentração e dificuldade de motivação.	Tirosina, vitamina C, cobre, ferro

(continua)

Tabela 2 Principais neurotransmissores, suas funções e nutrientes precursores (continuação)

Neurotrans-missor	Principais funções	Como atuam no corpo e na mente	Nutrientes envolvidos na síntese
Acetilcolina	Essencial para processos cognitivos como memória, aprendizado e controle muscular	A acetilcolina desempenha um papel crucial na memória, no aprendizado e na atenção, além de ser importante para o controle dos músculos. A falta de acetilcolina pode prejudicar a memória, dificultar o aprendizado e afetar a coordenação motora.	Colina (encontrada em ovos, soja e fígado), vitamina B5 (ácido pantotênico)
GABA	Atua como um regulador do sistema nervoso central, reduzindo a atividade cerebral (neurotransmissor inibitório)	Contrabalanceia a ação excitatória do glutamato. A falta de GABA pode resultar em dificuldades para relaxar, aumento de ansiedade e distúrbios do sono.	Glutamina (aminoácido), vitamina B6, vitamina B2 (Riboflavina)
Glutamato	Estimula a atividade cerebral (neurotransmissor excitatório)	Essencial para a memória e o aprendizado. Níveis desregulados podem causar agitação e levar à neuroinflamação	Glutamina, vitamina B6, vitamina B2 (Riboflavina)
Endorfinas	Agem como analgésicos naturais e modulam a sensação de prazer	As endorfinas reduzem a dor e promovem sensação de euforia e bem-estar, como após exercícios físicos. São responsáveis pela sensação de prazer e satisfação.	Proteínas completas (fornecem aminoácidos essenciais), vitamina C e zinco

Como a alimentação equilibra a microbiota e protege a saúde mental

A alimentação influencia diretamente a microbiota, moldando sua composição de maneira contínua. Essa é uma relação de mão dupla: a dieta altera a microbiota, e, por sua vez, ela converte componentes dos alimentos em substâncias que impactam o cérebro. Por isso, nossas escolhas alimentares podem tanto favorecer a recuperação quanto comprometer a saúde mental, dependendo de como afetam o equilíbrio dessa comunidade de microrganismos.

Alimentos que devemos priorizar, moderar e evitar para proteger a microbiota

Priorizar:

- **Proteínas magras:** tanto as de origem vegetal quanto as de origem animal exercem um impacto positivo na saúde da microbiota. As proteínas vegetais – como feijões, lentilhas, tofu, quinoa e sementes – favorecem o crescimento de microrganismos benéficos, promovendo o equilíbrio do ecossistema intestinal. Além disso, contribuem para a produção de ácidos graxos de cadeia curta (AGCC), essenciais para manter a integridade da mucosa intestinal e reduzir a inflamação. No caso das proteínas animais, é melhor priorizar opções magras, como peixes e carnes brancas (p. ex., frango sem pele), que contêm menos gorduras saturadas e, por isso, são mais favoráveis ao equilíbrio da microbiota intestinal do que cortes mais gordurosos.

- **Carboidratos complexos:** alimentos integrais, como feijões, grãos integrais e arroz integral, são ricos em fibras que alimentam as bactérias benéficas do intestino. Essas fibras favorecem a produção de AGCC, necessárias para o bom estado da microbiota e proteção da barreira intestinal.
- **Gorduras de origem vegetal (não refinadas):** azeite de oliva, castanhas e sementes são fontes de gorduras saudáveis que ajudam a reduzir a inflamação no corpo e promovem o equilíbrio da microbiota intestinal. Essas gorduras favorecem o crescimento de bactérias benéficas, essenciais para uma microbiota saudável, o que pode melhorar a função cognitiva e a regulação do humor.

Moderar:

- **Proteínas de origem animal:** apesar de conter nutrientes essenciais, o consumo excessivo de carnes e queijos gordurosos, embutidos e ovos, prejudica a microbiota, favorecendo o crescimento de bactérias patogênicas. Isso pode levar à produção de toxinas que inflamam a mucosa intestinal e causam disbiose, um desequilíbrio da microbiota que afeta diretamente a saúde do intestino e do cérebro.

Evitar:

- **Gorduras saturadas:** presentes em carnes e queijos gordurosos, assim como na manteiga, as gorduras saturadas, quando consumidas em excesso, podem enfraquecer a barreira intestinal e favorecer o crescimento de bactérias patogênicas, prejudicando tanto a saúde intestinal quanto a mental.
- **Carboidratos refinados:** o consumo de açúcar e farinha branca tem impacto negativo na microbiota, estimulando o crescimento de bactérias prejudiciais. Esses carboidratos alteram rapidamente os níveis de glicose no sangue, o que pode afetar a função cerebral e o equilíbrio do humor.

Além disso, a ingestão excessiva de carboidratos refinados está associada à disbiose intestinal, um fator de risco para problemas de saúde mental.

- **Aditivos alimentares:** conservantes, emulsificantes e adoçantes artificiais podem desregular a microbiota, prejudicando a diversidade das bactérias benéficas e favorecendo as bactérias patogênicas. Esses compostos químicos podem afetar a saúde do intestino e contribuir para o desenvolvimento de distúrbios de humor e problemas de cognição.

3. Modulação epigenética

Compreender os mecanismos epigenéticos é uma estratégia revolucionária para entender a mente humana. A epigenética, área inovadora da biologia, investiga como a expressão dos genes pode ser modificada por fatores externos, sem alterar a sequência do DNA. Isso significa que, embora os genes em si não mudem, a forma como se manifestam pode ser influenciada, desafiando a ideia de que a genética é uma sentença imutável.

Antes de explorar o poder da epigenética, vale relembrar os conceitos fundamentais da genética – a ciência que estuda como características dos seres vivos são transmitidas de geração em geração. Essas características incluem a cor dos olhos, a altura e a predisposição a certas doenças. Todas são determinadas pelo DNA (ácido desoxirribonucleico), uma molécula presente em todas as células do corpo, que funciona como um manual de instruções, fornecendo informações essenciais para o desenvolvimento e funcionamento do organismo.

Dentro do DNA, existem unidades chamadas genes, responsáveis pela produção de proteínas essenciais ao corpo. Cada gene carrega informações específicas para características como cor do cabelo ou a capacidade de digerir certos alimentos. Esses genes são transmitidos dos pais para os filhos, formando a base da hereditariedade.

Embora a transmissão genética seja fixa, a forma como os genes se expressam não é completamente imutável. A epigenética permite que certos genes sejam "ligados" ou "desligados" em resposta a mudanças no estilo de vida. Por isso, hábitos saudáveis, como praticar atividades físicas e controlar o estresse, podem influenciar positivamente a expressão gênica. Mas nada impacta tanto a expressão dos genes quanto a alimentação – para o bem ou para o mal. O tabagismo e a poluição ambiental também são grandes influenciadores na modulação epigenética.

A ciência ainda está desvendando como a dieta influencia a atividade dos genes, mas pesquisas já mostram que certos alimentos (37) podem modificar o comportamento deles em relação aos fatores neurotróficos ou neurotrofinas, que são proteínas essenciais para o desenvolvimento, sobrevivência e função dos neurônios. Eles desempenham um papel importantíssimo no crescimento, manutenção, regeneração e plasticidade do sistema nervoso, ajudando os neurônios a se comunicarem e se adaptarem ao longo da vida. Quando os níveis dessas neurotrofinas estão baixos, o risco de desenvolver doenças como depressão, transtorno bipolar, doença de Alzheimer e doença de Parkinson aumenta. Substâncias com propriedades antioxidantes e anti-inflamatórias, como os polifenóis presentes em diversos alimentos, parecem favorecer a expressão dos genes que regulam a produção das neurotrofinas, promovendo uma melhor saúde mental.

Outra descoberta importante é que os alimentos podem causar mudanças epigenéticas tanto na vida adulta quanto durante o desenvolvimento embrionário. Estudos indicam que a alimentação dos pais influencia significativamente o desenvolvimento neurológico da criança. Isso ocorre porque certos nutrientes podem ativar ou silenciar genes ligados ao metabolismo, à inflamação e à resposta ao estresse enquanto o cérebro ainda está em formação. Além disso, a alimentação da mãe, antes e durante a gestação, tem papel decisivo na formação do microbioma do bebê – um fator que pode impactar o risco de problemas mentais no futuro.

10 Alimentos que favorecem as neurotrofinas

1. Mirtilo.
2. Açaí (puro, sem açúcar).
3. Chá verde.
4. Uvas vermelhas.
5. Azeite de oliva (de preferência extravirgem).
6. Soja (de preferência fermentada).
7. Cúrcuma (ou açafrão-da-terra).
8. Café (de preferência da espécie arábica, torra média).
9. Ovos (de preferência orgânicos).
10. Cacau em pó (prefira as opções não alcalinizadas – o processo de alcalinização reduz a quantidade de polifenóis, compostos antioxidantes que favorecem a saúde da mente)[38].

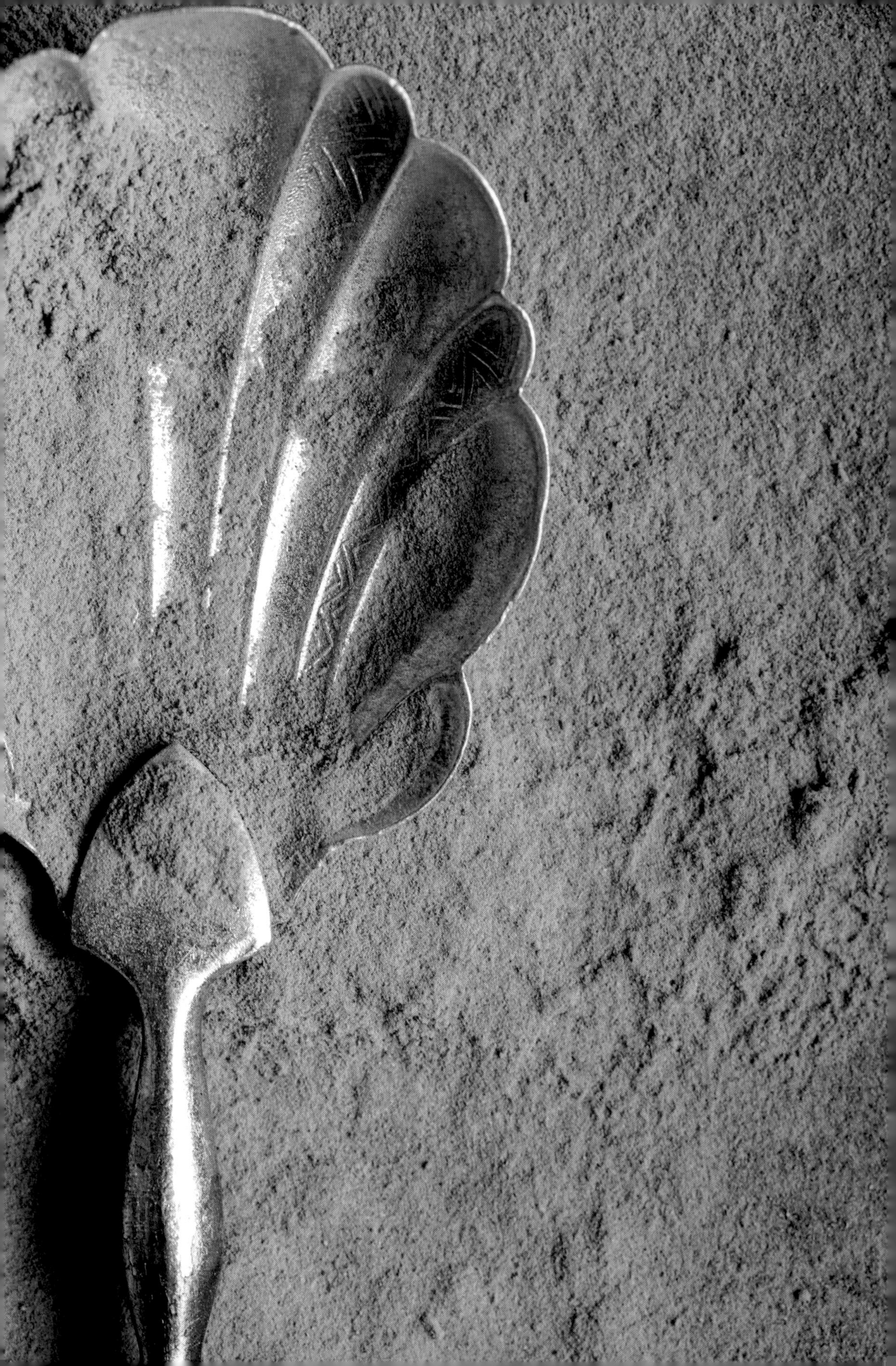

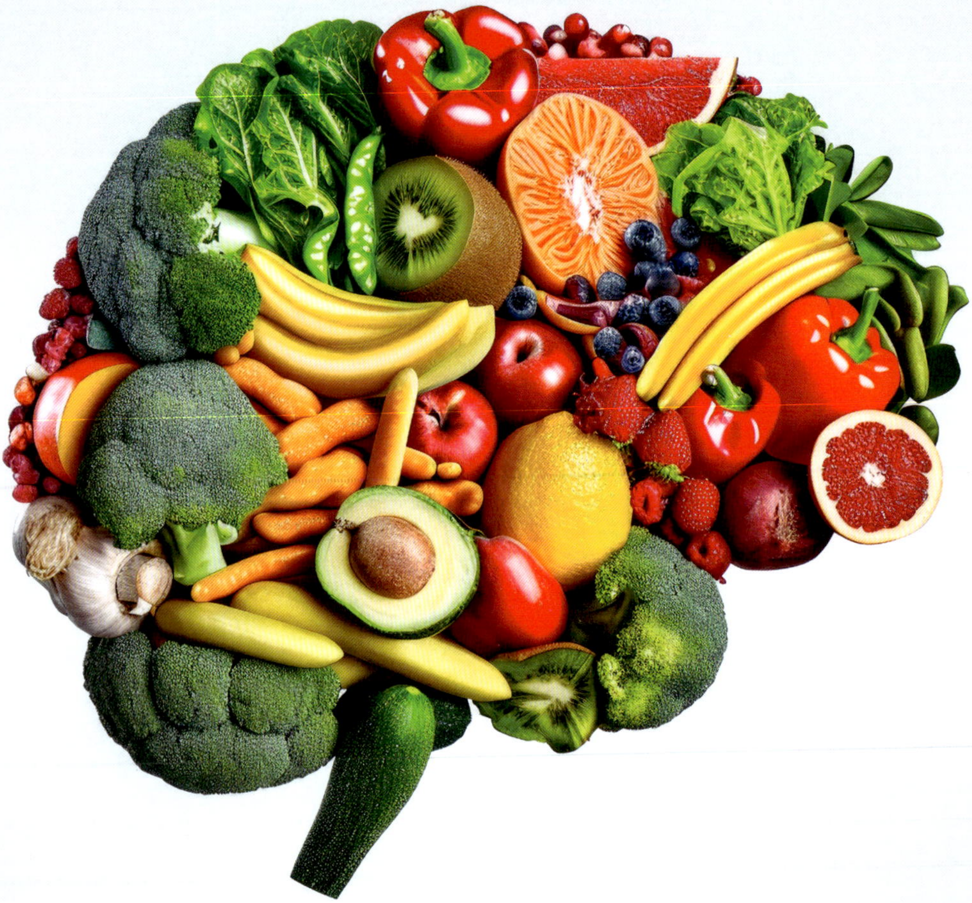

Capítulo 2

A melhor dieta para a mente?

Essa é uma dúvida de milhões. A ciência ainda tem muito a descobrir sobre o cérebro e os fatores que moldam nossas individualidades. Mas há evidências sólidas que mostram uma conexão poderosa entre o que comemos e nossa saúde mental.

Estudos apontam que dietas que priorizam alimentos de origem animal, farinhas refinadas, frituras e ultraprocessados – ricos em carboidratos simples, gorduras e sódio, comuns no padrão ocidental – podem desencadear comportamentos viciantes e prejudicar a diversidade das bactérias no intestino.

Essas dietas ocidentais elevam os níveis de bacteroides, microrganismos com efeito inflamatório na microbiota intestinal. Também aumentam bactérias que degradam a camada de muco protetora do intestino e reduzem as responsáveis pela produção de metabólitos essenciais, como os ácidos graxos de cadeia curta (AGCC). Esses metabólitos, resultantes da fermentação de fibras, carboidratos e polifenóis, são amplamente estudados pelos benefícios que trazem à saúde. As mudanças na microbiota causadas por esse padrão alimentar estão associadas a níveis elevados de estresse no corpo e, consequentemente, a um risco maior de doenças inflamatórias intestinais (DII), ansiedade, depressão e outros transtornos mentais.

Geralmente deficientes em alimentos mais naturais, pouco processados, os cardápios ocidentais também podem provocar sobrepeso, obesidade, síndrome metabólica e doenças cardiovasculares. Por outro lado, as dietas à base de plantas, ricas em frutas, verduras, legumes, grãos integrais, leguminosas, sementes e nozes, e que limitam o consumo de alimentos de origem animal, assim como o de açúcar, sódio e gorduras saturadas e trans, trazem benefícios ao EMIC[39]. Um bom exemplo é a dieta mediterrânea (DM), conhecida pelos seus múltiplos efeitos positivos à saúde em geral.

A DM não só promove uma microbiota intestinal saudável, reduzindo o risco de doenças mentais[40], como protege a saúde do coração e diminui o risco de obesidade, diabetes, pressão alta e câncer. Esses efeitos positivos estão relacionados à melhora nos níveis das bactérias do gênero *Prevotella* e *Faecalibacterium prausnitzii*, envolvidas na produção de AGCC, e à fermentação dos polifenóis e de outros compostos bioativos presentes em abundância na dieta, o que propicia a formação de outros metabólitos secundários, com potentes efeitos antioxidantes e anti-inflamatórios (até mais que as substâncias iniciais, sem o processo de fermentação no intestino).

Inspirada nos hábitos alimentares das populações que vivem (ou viviam) em regiões próximas ao Mar Mediterrâneo, a DM prioriza verduras, legumes, grãos integrais, nozes, muitas frutas (principalmente vermelhas e arroxeadas), azeite de oliva e outros alimentos fundamentais para a saúde mental. Sugere um consumo moderado de peixes, laticínios magros e vinho; e limita a ingestão de carne vermelha, doces e alimentos ultraprocessados. Além disso, privilegia alimentos frescos e sazonais, que são mais nutritivos. Existe ainda a preocupação com quantidades, proporções, variedade e combinação dos diferentes alimentos, bebidas e nutrientes que compõem a dieta, bem como a frequência com que eles são habitualmente consumidos.

Mais do que uma simples dieta, trata-se de um padrão alimentar que abrange muito mais do que a escolha dos alimentos. A dieta mediterrânea define um estilo de vida que integra cuidados essenciais para a saúde mental e o bem-estar geral, incluindo o fortalecimento dos laços sociais, a prática regular de atividades físicas e o gerenciamento eficaz do estresse. É uma abordagem holística que promove um equilíbrio completo entre corpo e mente, visando a uma vida mais saudável e plena.

Adotar a DM (ou uma dieta com formato semelhante) é também uma escolha consciente em favor do meio ambiente. Ao incentivar o consumo moderado de produtos de origem animal e priorizar alimentos sazonais e locais, essa dieta reduz a pegada de carbono, contribuindo para a diminuição da emissão de gases de efeito estufa. Portanto, além de cuidar da saúde, seguir esse tipo de dieta é um gesto de respeito pela natureza, ajudando a combater as mudanças climáticas e a construir um futuro mais sustentável para todos.

DASH, MIND, cetogênica e jejum intermitente

Assim como a dieta mediterrânea, a DASH (Dietary Approaches to Stop Hypertension) e a MIND (Mediterranean-DASH Diet Intervention for Neurodegenerative Delay)[41,42,43,44,45] são reconhecidas pelos benefícios à saúde cerebral e pela prevenção de doenças neurodegenerativas. Ambas incentivam o consumo de alimentos naturais e frescos, como frutas, vegetais e grãos integrais, e restringem a ingestão de alimentos ultraprocessados. Sugerem moderação na carne vermelha, preferindo fontes de proteínas mais leves e saudáveis, como peixe e leguminosas (ervilha, lentilha, feijão, entre outras).

A dieta cetogênica, por outro lado, prioriza um alto teor de gorduras e baixo de carboidratos. Originalmente desenvolvida na década de 1920 para tratar epilepsia refratária, tem ganhado atenção no contexto de transtornos neuropsiquiátricos, como o transtorno bipolar e a doença de Alzheimer. Estudos indicam que ela pode modular o metabolismo energético cerebral, promovendo maior eficiência no uso de corpos cetônicos como fonte de energia. Esse processo contribui para adaptações celulares benéficas, como a redução do estresse oxidativo e o aumento da resiliência neuronal.

Mais uma abordagem promissora é o jejum intermitente, que consiste em períodos alternados de alimentação e restrição calórica. Essa estratégia tem sido investigada pelo seu potencial no manejo da depressão, devido à capacidade de induzir mudanças metabólicas que favorecem a neuroplasticidade e, ainda, aumentar a produção de fatores neurotróficos e melhorar a resposta antioxidante do organismo.

Apesar dos possíveis benefícios, essas duas últimas estratégias são restritivas e podem levar a deficiências nutricionais ou efeitos colaterais, como redução de massa magra, fadiga e alterações hormonais, caso não sejam devidamente monitoradas. Por isso, é fundamental que sejam aplicadas com o acompanhamento de um nutricionista capacitado, que possa adaptar as estratégias conforme as necessidades e condições individuais de cada paciente.

Este livro foca na dieta mediterrânea por ser mais flexível e adaptável a diferentes culturas, como a brasileira. Sua flexibilidade permite mudanças alimentares práticas e sustentáveis, sem a necessidade de renunciar às nossas preferências e às tradições culinárias. Além disso, a DM promove uma alimentação saudável que se alinha bem ao estilo de vida ocidental, tornando-se uma escolha mais acessível e realista para muitas pessoas.

Dieta mediterrânea à brasileira

Os benefícios da dieta mediterrânea são amplamente reconhecidos, mas vale lembrar que essa perspectiva, em grande parte, é "eurocêntrica", considerando que vivemos em um país tropical, com clima, solo e cultura diferentes dos países banhados pelo mar Mediterrâneo. Ou seja, é necessário adaptar essa dieta à realidade brasileira, levando em conta nossos hábitos alimentares, cultura e desafios específicos, como a disponibilidade e o custo dos alimentos.

Os principais elementos da DM que podem ser ajustados para o contexto brasileiro[46] incluem o alto consumo de alimentos vegetais minimamente processados, como frutas, vegetais, castanhas, sementes, leguminosas e grãos integrais. O azeite extravirgem também pode ser utilizado, sempre que possível, em substituição a óleos menos saudáveis, como os refinados.

A dieta sugere o consumo moderado de laticínios e o uso de uma variedade de ervas e temperos para realçar o sabor dos alimentos, em vez do sal. Também destaca a importância da inclusão regular de peixes e frutos do mar, bem como da redução do consumo de carnes vermelhas e processadas. Todos esses princípios podem ser adaptados à nossa biodiversidade e às tradições culturais, priorizando escolhas alimentares que efetivamente promovem saúde mental e longevidade.

Sobre o consumo de vinho tinto, vale uma ressalva, mesmo figurando em doses moderadas na dieta mediterrânea. Embora culturalmente associado a efeitos protetores, por conter compostos como o resveratrol, estudos recentes demonstram que a quantidade desse antioxidante na bebida é muito pequena para gerar benefícios significativos. Além disso, instituições de referência, como a Organização Mundial da Saúde (OMS) e o Global Burden of Disease (GBD), afirmam que não existe nível seguro de consumo de álcool. Mesmo pequenas quantidades podem aumentar o risco de doenças, como câncer, além de prejudicar a saúde cognitiva[47], metabólica e cardiovascular. Isso porque o subproduto da metabolização do álcool no organismo é o acetaldeído, uma substância com efeito neurotóxico e que é altamente tóxica para o fígado, que leva ao aumento da produção de radicais livres e danos ao DNA.

Prejuízos das bebidas alcoólicas para a saúde mental

1. Alterações no humor e comportamento: o acetaldeído pode afetar diretamente o sistema nervoso central, gerando sensações de ansiedade, irritabilidade e até sintomas depressivos. Isso ocorre porque ele interfere na atividade de neurotransmissores e no funcionamento cerebral.
2. Diminuição da função cognitiva: o acetaldeído tem efeitos negativos na plasticidade cerebral, prejudicando a formação de novas conexões sinápticas. Isso pode resultar em dificuldades de memória, concentração e aprendizado.
3. Aumento do risco de transtornos psiquiátricos: o consumo excessivo de álcool e a presença de acetaldeído estão frequentemente associados a distúrbios psiquiátricos, como ansiedade, depressão e transtornos do sono. Isso pode se intensificar com o consumo crônico e levar a uma relação cíclica entre consumo de álcool, efeitos do acetaldeído e agravamento dos sintomas mentais.
4. Síndrome de abstinência alcoólica: o acetaldeído também desempenha um papel importante na síndrome de abstinência alcoólica, cujos sintomas incluem tremores, ansiedade, irritabilidade e dificuldades cognitivas. A reação do cérebro ao acetaldeído durante a abstinência pode intensificar esses sintomas.

Conclusão: ainda que seja apontado como a bebida alcoólica menos prejudicial, o vinho tinto deve ser evitado. Se consumido, que seja de maneira esporádica e consciente, sem a justificativa de que "faz bem para a saúde".

Principais alimentos da dieta mediterrânea

A tabela apresenta os alimentos típicos desse padrão alimentar, adaptados para a realidade de países fora da região mediterrânea, como o Brasil. As sugestões de frequência e porções facilitam a inclusão desses alimentos no dia a dia, promovendo hábitos mais saudáveis e alinhados com esse estilo de vida.

Tabela 3 Frequência e quantidades dos alimentos do padrão mediterrâneo

Alimentos	Frequência	Quantidade de porções*
Azeite de oliva	Todos os dias	Principal gordura adicionada no preparo e finalização
Vegetais	Todos os dias, cores e texturas diferentes, crus ou cozidos	2 porções (ou mais) por refeição
Frutas	Todas as refeições	De 1 a 2 porções por refeição
Pães, massas e cereais	Todas as refeições	De 1 a 2 porções por refeição
Leguminosas	Todas as refeições	De 1 a 2 porções por refeição
Sementes e oleaginosas	Diariamente	De 1 a 2 porções por dia
Ervas, alho, cebola, condimentos naturais sem sal	Diariamente	Em todas as refeições, no preparo dos alimentos
Peixe/frutos do mar	Frequentemente, pelo menos 2 vezes por semana	2 porções (ou mais) por semana
Ovos	Porções moderadas, diariamente a semanalmente	De 2 a 4 porções por semana
Aves	Porções moderadas, diariamente a semanalmente	2 porções por semana
Laticínios	Porções moderadas, diariamente a semanalmente	2 porções por dia
Carnes vermelhas	Menos frequentemente	2 porções (ou menos) por semana
Embutidos, carnes processadas	Menos frequentemente	1 porção (ou menos)
Doces	Menos frequentemente	2 porções (ou menos) por semana
Vinho tinto	Esporadicamente, mas não é obrigatório – ao contrário, o ideal é evitá-lo.	Com moderação, respeitando crenças sociais

*1 porção = 25 g de pão ou 100 g de batata ou 50 a 60 g de massa cozida ou 125 g de vegetais ou 125 g de frutas ou 125 mg de leite ou iogurte ou 40 g de queijo ou 1 ovo ou 60 g de carne ou 100 g de feijões cozidos ou 1 colher (sopa) de azeite ou 85 g de peixes ou frutos do mar ou 30 g de oleaginosas ou 2 colheres (sopa) de pasta de amendoim integral.

Alimentos fundamentais para a mente

Todos os alimentos (falamos aqui de comida de verdade) têm a função básica de nutrir o corpo, mas aqueles ricos em compostos bioativos desempenham um papel especialmente importante para o cérebro, tornando-se indispensáveis em uma dieta voltada para a saúde mental. A seguir, estão alguns dos alimentos mais promissores e como eles podem impactar positivamente o bem-estar mental, muitos dos quais são comuns na dieta mediterrânea e facilmente encontrados no Brasil.

Cúrcuma: condimento apreciado especialmente na culinária indiana, a cúrcuma ganhou destaque no mundo devido aos seus potentes efeitos antioxidantes e anti-inflamatórios – méritos da curcumina, um polifenol presente em grande quantidade nessa raiz de cor laranja. Pesquisas indicam que os benefícios da curcumina para o cérebro incluem a melhora na produção de neurotransmissores, a redução da inflamação, o estímulo da neuroplasticidade e a diminuição da formação de placas beta-amiloides, associadas à doença de Alzheimer[48].

Apesar de todas essas vantagens, a curcumina tem baixa solubilidade e não é totalmente absorvida pelo nosso organismo. Entretanto, isso não significa que seu consumo não seja benéfico. Na verdade, a curcumina serve como substrato para a fermentação e o desenvolvimento das boas bactérias intestinais. Como resultado, são formados metabólitos secundários, como a tetra-hidrocurcumina, que apresenta efeitos ainda mais ativos no metabolismo. Ou seja, de uma forma ou de outra, o consumo da cúrcuma é bem recomendado para a saúde da mente.

Indicação de consumo: de 500 a 2.000 mg de cúrcuma por dia, adicionando-a às suas preparações culinárias. Para aumentar a biodisponibilidade da curcumina, acrescente uma pitada de pimenta-do-reino e uma fonte de gordura junto.

Frutas vermelhas e arroxeadas: açaí, mirtilo, morango, cereja, jabuticaba, uva roxa, amora, cranberry e grumixama roxa são bons exemplos de frutas vermelhas e arroxeadas. Elas contêm compostos antioxidantes e anti-inflamatórios, como os polifenóis, que têm propriedades protetoras para o cérebro, ajudando a prevenir o declínio cognitivo associado ao envelhecimento. Além disso, melhoram a geração de energia celular e protegem contra doenças cardiovasculares, que podem afetar o cérebro indiretamente.

São frutas que também apresentam efeitos ansiolíticos e antidepressivos, proporcionando uma sensação de bem-estar. Tanto o consumo ocasional quanto o regular trazem benefícios à saúde, mas seus efeitos neuroprotetores são mais evidentes com o consumo frequente e a longo prazo. Portanto, é uma ótima ideia incluí-las na dieta semanalmente.

Indicação de consumo: 3 a 4 porções por semana.

Cacau: riquíssimo em flavonoides, teobromina e outros compostos bioativos, o cacau é um aliado valioso da saúde cerebral. Contribui para a melhora da função cognitiva, redução de sintomas de depressão e fortalecimento da memória. Estudos indicam que o consumo regular aumenta o fluxo sanguíneo para o cérebro, favorecendo a oxigenação e o desempenho – especialmente em tarefas cognitivas mais desafiadoras.

Seus compostos também oferecem potente ação antioxidante, protegendo o cérebro do estresse oxidativo e da degeneração cognitiva ao longo do tempo. Como é uma excelente fonte de magnésio, ajuda a reduzir o encolhimento cerebral associado ao envelhecimento, sendo associado a menor risco de demência. Outro ponto importante é seu efeito positivo sobre o microbioma intestinal – que, por sua vez, impacta diretamente a saúde mental.

Dicas para escolher um bom chocolate

- **Prefira chocolates com poucos ingredientes:** idealmente apenas cacau, manteiga de cacau e açúcar. Quanto mais enxuta for a lista, mais puro é o chocolate. Evite versões com gorduras vegetais, aromatizantes artificiais e excesso de aditivos.
- **Priorize chocolates com mais de 70% de cacau:** quanto maior o percentual de cacau, maior a concentração de compostos benéficos. Se o sabor amargo parecer intenso no início, comece com chocolates de 50% e aumente aos poucos, até o paladar se adaptar.

Indicação de consumo: de 20 a 30 g de chocolate amargo (teor de cacau acima de 70%, idealmente 85%) por dia, ou entre 2,5 e 10 g (de 1 colher de café a 1 colher de sobremesa) de cacau em pó por dia. Prefira o cacau não alcalino, pois preserva mais seus compostos bioativos.

Café: é um dos alimentos mais ricos em compostos bioativos na nossa dieta, sendo a cafeína o principal deles. Ela tem a capacidade de melhorar a atenção, o estado de alerta e a memória de curto prazo, além de reduzir a sensação de cansaço.

O café contém outros compostos importantes, como o ácido clorogênico, trigonelina, cafestol e kahweol, que ajudam a proteger o cérebro e podem diminuir o risco de doenças como doença de Alzheimer e doença de Parkinson. O consumo regular tem sido associado a um menor risco de depressão, provavelmente devido ao efeito combinado da cafeína com esses outros compostos, que influenciam positivamente a atividade cerebral.

Também presentes no grão, os ácidos clorogênicos (substâncias da família dos polifenóis) têm propriedades antioxidantes que ajudam a reduzir o estresse oxidativo, beneficiando a saúde mental. A combinação desses componentes faz que o café melhore o bem-estar mental, mas é importante moderar o consumo. Em excesso, a bebida pode aumentar os níveis de cortisol (hormônio do estresse), além de causar ansiedade e insônia. Evite ingerir ao longo do dia ou após as 15h, especialmente se você for sensível à cafeína.

Dicas para escolher um bom café

- **Prefira um café de alta qualidade:** grãos 100% arábica, de torra média ou clara, moídos na hora. Esse tipo de café preserva mais compostos antioxidantes, como o ácido clorogênico, além de ter menor teor de cafeína e sabor mais equilibrado.
- **Atenção também ao método de preparo:** o uso de filtro de papel ajuda a reter substâncias como o cafestol e o kahweol, compostos naturais do café que, em excesso, podem elevar os níveis de colesterol e aumentar o risco cardiovascular. Métodos como a prensa francesa, o café turco e o espresso mantêm esses compostos na bebida, enquanto o café coado com filtro de papel é uma opção mais segura para quem precisa cuidar do coração.

Indicação de consumo: até 3 xícaras (100 mL) ao dia, de preferência até às 14h.

Abacate: oferece diversos benefícios para a saúde mental, graças aos seus nutrientes e compostos bioativos com propriedades anti-inflamatórias, que ajudam a proteger o cérebro contra inflamações que podem prejudicar a cognição. Estudos indicam que o consumo diário de abacate por seis meses aumenta os níveis de luteína, resultando em melhorias na memória e na atenção. O consumo regular da fruta também está associado a uma menor incidência de hipertensão, condição que pode afetar negativamente a função cerebral.

As gorduras saudáveis (mono e poli-insaturadas), assim como fibras, potássio, magnésio e glutationa, presentes no abacate, são essenciais para a saúde cardiovascular e, consequentemente, para o bom funcionamento cerebral. Esses nutrientes melhoram o fluxo sanguíneo no cérebro, reduzem o estresse oxidativo e auxiliam no desempenho dos neurônios. Portanto, incluir essa fruta na dieta é uma excelente forma de promover a saúde mental e a função cognitiva.

Indicação de consumo: de 1 a 3 porções (100 g cada uma) por semana.

Aveia: cereal associado a vários benefícios para a saúde mental. Primeiro, a aveia pode ajudar a reduzir fatores de risco cardiovascular, como colesterol e triglicerídeos, o que é importante, pois a saúde do coração está ligada ao bem-estar mental. Além disso, consumir grãos integrais, como a aveia, tem sido relacionado a uma melhor função cognitiva e redução dos níveis de estresse. Isso significa que a aveia pode melhorar o foco e a clareza mental, ajudando em tarefas que exigem atenção.

Por fim, a aveia também apoia a saúde do intestino, o que é crucial para a saúde mental. As fibras da aveia atuam como prebióticos, alimentando as bactérias benéficas no intestino, o que tem um impacto positivo na mente por meio do EMIC. Em resumo, consumir aveia pode melhorar a saúde mental ao cuidar do coração, melhorar a função cerebral, ajudar a lidar com o estresse e promover uma microbiota intestinal saudável.

Diferença entre os tipos de aveia:

- **Farelo de aveia:** camada externa do grão de aveia, o farelo é retirado durante o processo de moagem. É rico em fibras solúveis, especialmente beta-glucana, que ajuda a reduzir o colesterol e a melhorar a saúde digestiva. Por ser mais concentrado em fibras, o farelo de aveia tem um efeito mais potente na regulação do açúcar no sangue e na saciedade.

- **Aveia em grãos:** é a forma mais integral da aveia, em que o grão inteiro é preservado. Os grãos de aveia são minimamente processados e mantêm todas as partes do grão, incluindo o farelo, a endosperma e o germe. Eles têm uma textura mais firme e demoram mais tempo para cozinhar, mas são extremamente nutritivos, com uma boa quantidade de fibras, proteínas, vitaminas e minerais.
- **Flocos de aveia:** são feitos a partir dos grãos de aveia que foram cozidos no vapor e depois prensados para formar os flocos. Existem diferentes tipos de flocos, como os flocos finos e os flocos grossos, dependendo de como os grãos foram prensados. São rápidos de cozinhar e podem ser usados em várias receitas, como mingau, biscoitos e smoothies, mantendo uma boa parte das fibras e nutrientes do grão inteiro.

Em resumo, a principal diferença está na forma como cada um é processado e em sua textura, com o farelo de aveia sendo mais rico em fibras, a aveia em grãos sendo a alternativa mais integral e nutritiva, e os flocos de aveia sendo uma opção prática para cozinhar rapidamente.

Indicação de consumo: de 1 a 3 colheres (sopa) de aveia ao dia, de preferência na forma de farelo por ter um teor maior de beta-glucana.

Chá verde: é produzido a partir de folhas da *Camellia sinensis* que não passam pelo processo de fermentação, o que possibilita maior preservação dos compostos bioativos da planta como os flavonoides. Essas substâncias são responsáveis pelos efeitos antioxidantes e anti-inflamatórios da bebida. Vários efeitos benéficos são atribuídos ao chá verde, como redução da gordura corporal, proteção cardiovascular, melhora da glicemia e efeitos neuroprotetores. Estudos mostram que o consumo regular também protege o cérebro contra as doenças neurodegenerativas e demência.

Preparo do chá verde: coloque 200 mL de água em uma chaleira no fogo baixo e desligue assim que subirem as primeiras bolhinhas, antes de começar a ferver. Jogue a água quente sobre a quantidade de 1 colher de sopa da erva (2 g) em uma xícara. Cubra deixando em infusão por 3 minutos. Coe e beba.

Indicação de consumo: de 1 a 3 xícaras (chá) por dia, de preferência até às 15h.

- **Matcha:** um tipo especial de chá verde, o matcha é feito a partir das folhas mais jovens da *Camellia sinensis*, que são cultivadas à sombra, aumentando a concentração de nutrientes e compostos benéficos. Após a colheita, as folhas são secas e moídas até formar um pó fino, o que permite que você consuma a folha inteira, potencializando a ingestão de antioxidantes, como catequinas, e aminoácidos, como a L-teanina. Esses compostos oferecem benefícios como aumento da energia e foco, melhora da saúde cardiovascular, redução do estresse e efeito calmante.

O consumo regular de matcha está associado a melhorias na função cognitiva e proteção contra doenças neurodegenerativas. Sua riqueza em antioxidantes pode, ainda, ajudar a combater o estresse oxidativo, contribuindo para a saúde geral.

Preparo do matcha: dissolva 1 colher de chá (aproximadamente 1 g) de matchá em 100 mL de água quente (não fervente, cerca de 70 a 80°C). Use um batedor de bambu (chasen) ou um batedor elétrico para misturar bem até obter uma consistência homogênea e espumosa.
Indicação de consumo: de 1 a 2 xícaras por dia, preferencialmente pela manhã ou início da tarde, para aproveitar ao máximo os efeitos energizantes.

Leguminosas: capazes de modular o EMIC, as leguminosas (feijão, grão-de-bico, lentilha, ervilha, fava, soja, edamame, tremoço, amendoim) são essenciais para a manutenção das funções cognitivas e do humor. Ricas em proteínas, carboidratos complexos, fibras e compostos fenólicos, esses alimentos contribuem para a saúde intestinal, modulando a composição da microbiota e melhorando a função da barreira intestinal.

Os carboidratos complexos presentes nas leguminosas – como fibras solúveis e insolúveis, amido resistente e oligossacarídeos – não são facilmente digeridos, atuando como prebióticos e estimulando o desenvolvimento de boas bactérias. A fermentação desses compostos aumenta a formação de ácidos graxos de cadeia curta (AGCC), que, como já vimos, são fundamentais para a saúde mental.

O consumo regular de leguminosas também está associado a melhor manutenção dos níveis de glicose, redução da inflamação crônica, efeitos antioxidantes e neuroproteção, fatores que influenciam diretamente na saúde cerebral. Assim, incluir leguminosas na dieta contribui para a manutenção do EMIC, o que, por sua vez, promove a saúde cognitiva e reduz o risco de transtornos de humor e doenças neurodegenerativas.

Indicação de consumo: de 1 a 3 conchas por dia.

Oleaginosas: nozes, amêndoas, castanha-do-Brasil (ou castanha-do-pará), castanha de baru, castanha de caju, macadâmia e avelãs têm ganhado destaque por seus possíveis benefícios à saúde mental, especialmente na redução do risco de depressão e na melhoria do humor. Estudos mostram que consumir oleaginosas (em especial, nozes) com regularidade está associado a um menor risco de depressão e a um estado de humor mais positivo. Uma pesquisa com dados de pessoas de meia-idade e mais velhas, por exemplo, revelou que aquelas que consumiam 30 g de nozes diariamente tinham até 17% menos probabilidade de usar antidepressivos ou serem diagnosticadas com depressão[49].

As oleaginosas são ricas em nutrientes importantes para a saúde mental, como gorduras mono e poli-insaturadas, vitamina E, zinco, selênio e compostos bioativos que ajudam a reduzir fatores de risco para problemas vasculares, como pressão arterial elevada e inflamação, que estão relacionados à saúde do cérebro. Além disso, elas contêm flavonoides, antioxidantes que protegem o coração e têm propriedades anti-inflamatórias.

Indicação de consumo: de 15 a 40 g por dia, especialmente nozes.

Inhame: estudos recentes apontam os benefícios do inhame tanto para a saúde física quanto mental, mérito da sua variada composição de nutrientes e compostos bioativos. A vitamina B6, em particular, é fundamental, uma vez que participa da síntese de neurotransmissores como serotonina e dopamina, que estão intimamente ligados ao bem-estar e à regulação emocional. Além disso, a presença de antioxidantes, como a vitamina C e o manganês, auxilia na luta contra o estresse oxidativo, protegendo as células do cérebro e contribuindo para a saúde mental a longo prazo.

Os carboidratos complexos encontrados no inhame oferecem energia de liberação lenta, ajudando a manter os níveis de glicose no sangue estáveis e, com isso, promovendo um humor equilibrado. Esse tubérculo também contém propriedades anti-inflamatórias que podem mitigar a inflamação sistêmica, criando um ambiente mais saudável no cérebro, o que favorece a prevenção de condições relacionadas ao estresse crônico.

Indicação de consumo: de 100 a 150 g, de duas a quatro vezes por semana. Para preservar os nutrientes, é ideal retirar a casca só depois de cozinhar ou assar o inhame.

Batata-doce: este é outro ótimo tubérculo para quem busca melhorar o bem-estar mental. Seus carboidratos complexos fornecem energia de modo gradual, ajudando a estabilizar os níveis de açúcar no sangue e a manter a função cognitiva sem oscilações, evitando assim impactos negativos no humor e na concentração.

A batata-doce também é rica em antioxidantes como polifenóis, vitamina A e carotenoides. São substâncias que protegem as células cerebrais contra o estresse oxidativo. A ingestão de alimentos ricos nesses compostos tem sido associada à redução da inflamação no cérebro e à prevenção de doenças neurodegenerativas.

Já as fibras da batata-doce auxiliam no controle do apetite, além de favorecer a saúde intestinal, o que pode impactar positivamente a saúde mental, considerando a relação entre a microbiota intestinal e o cérebro.

Indicação de consumo: de 100 a 150 g, de duas a quatro vezes por semana. Aproveite a versatilidade desse tubérculo em diversas preparações.

Alimentados fermentados: o processo de fermentação envolve a transformação química de moléculas alimentares por microrganismos benéficos à saúde. Essa prática ancestral, que remonta às sociedades primitivas, tinha diversos propósitos, incluindo a conservação de alimentos, celebrações rituais e aprimoramento culinário. Os subprodutos da fermentação resultam em uma variedade de compostos bioativos, aumentando o perfil nutricional e funcional dos alimentos. Esses itens não apenas adicionam sabor e variedade à dieta, mas também são ricos em probióticos e outros compostos bem-vindos ao nosso organismo. Os principais fermentados são:

- **Iogurte:** feito a partir da fermentação do leite por bactérias Lactobacillus e Bifidobacterium.
- **Kefir:** bebida fermentada com grãos de kefir (colônia de bactérias e leveduras).
- **Chucrute:** repolho fermentado, rico em probióticos e conhecido por seus benefícios à saúde digestiva.
- **Kimchi:** prato coreano feito de vegetais fermentados, geralmente repolho e rabanete, com especiarias.
- **Kombucha:** chá verde fermentado por uma colônia simbiótica de bactérias e leveduras (Scooby).
- **Missô:** pasta fermentada de soja e grãos, usada na culinária japonesa.
- **Tempeh:** produto de soja fermentado com textura firme e rico em proteínas.
- **Picles:** pepinos ou outros vegetais fermentados em uma solução de água e sal.
- **Natto:** soja fermentada, popular no Japão, conhecida por sua textura pegajosa e sabor forte.
- **Sauerbraten:** carne marinada e fermentada, tradicional na culinária alemã.

O consumo regular desses alimentos melhora a microbiota intestinal e aumenta a imunidade, além de ajudar no controle do peso e na redução do risco de doenças cardiovasculares e diabetes tipo 2. Os efeitos positivos se estendem ao humor e à atividade cerebral, com a redução da inflamação e o aumento da liberação de substâncias que favorecem a sobrevivência e o desenvolvimento dos neurônios. A fermentação enriquece os alimentos com peptídeos e fitoquímicos que potencializam esses efeitos protetores, facilitando a absorção intestinal e promovendo a liberação de neurotransmissores importantes para aprendizado e memória, como GABA e serotonina, além de aumentar o fator neurotrófico derivado do cérebro (BDNF).
Indicação de consumo: de 3 a 7 porções por semana.

Azeite de oliva: é um dos principais ingredientes da dieta mediterrânea e conhecido por ser uma das gorduras mais saudáveis que podemos consumir. Isso se deve à sua composição única, rica em gorduras monoinsaturadas e poli-insaturadas, que são boas para o coração, o cérebro e a saúde intestinal.

1. **Protege o coração:** o consumo de azeite está associado à prevenção de doenças cardiovasculares. Ele ajuda a reduzir o colesterol "ruim" (LDL) e aumentar o colesterol "bom" (HDL), além de melhorar os níveis de açúcar no sangue e auxiliar no controle do apetite.
2. **Faz bem para o cérebro:** por ter efeitos neuroprotetores, o azeite pode melhorar a memória, o aprendizado e a concentração. Também ajuda a eliminar a proteína beta-amiloide, associada à doença de Alzheimer, e a reduzir a inflamação no cérebro.
3. **Melhora a saúde intestinal:** o azeite contribui para uma microbiota intestinal mais saudável e diversificada, o que pode reduzir a presença da bactéria *H. pylori*, frequentemente ligada a úlceras gástricas, melhorando a saúde da mucosa intestinal.

O uso na cozinha. Muita gente pensa que o azeite de oliva não pode ser aquecido, mas isso é um mito. Ele tem um alto ponto de fumaça, o que significa que aguenta bem as altas temperaturas. Parte dos polifenóis são perdidos durante o aquecimento, mas sua gordura saudável permanece intacta. Por isso, você pode usá-lo tanto para cozinhar quanto para finalizar pratos.

Dica para economizar. Use o azeite de oliva comum para cozinhar e reserve o azeite extravirgem, mais rico em polifenóis, para ser consumido cru, em saladas ou para finalizar pratos.

Como escolher um bom azeite. Aqui vão algumas dicas.

- **Prefira o extravirgem (sempre que possível):** é uma opção menos processada e, por isso, mantém mais dos compostos benéficos.
- **Verifique a data de colheita:** quanto mais fresco, melhor.
- **Escolha embalagens escuras:** elas protegem o azeite da luz, que pode deteriorar a qualidade.

Extravirgem e virgem. Saiba a diferença entre os dois tipos.

Azeite extravirgem:

- **Qualidade:** é considerado o mais puro e de melhor qualidade.
- **Método de extração:** obtido por métodos mecânicos (como prensagem a frio), sem uso de produtos químicos ou processos de refinamento.
- **Acidez:** apresenta uma acidez livre máxima de 0,8%, o que indica um menor grau de oxidação e melhores propriedades sensoriais (sabor e aroma).
- **Sabor e aroma:** caracteriza-se por um sabor mais intenso e um aroma mais fresco e frutado. Pode ter notas amargas e picantes, que são indicadores de um azeite de qualidade.

Azeite virgem:

- **Qualidade:** é de boa qualidade, mas inferior ao extravirgem.
- **Método de extração:** também é obtido por métodos mecânicos, mas pode apresentar pequenas imperfeições.
- **Acidez:** apresenta uma acidez livre máxima de 2%, o que pode influenciar no sabor e aroma, tornando-o menos intenso que o extravirgem.
- **Sabor e aroma:** menos intenso e complexo que o extravirgem, mas ainda adequado para várias aplicações culinárias.

O que verificar no rótulo:

Tipo de azeite:

- Procure a indicação de “extravirgem” ou “virgem”.
- Verifique a acidez: até 0,8% para o extravirgem e para o virgem até 2%.
- Cheque a data de produção e validade. Quanto mais fresco, melhor a qualidade do azeite.

Proveniência:

- Prefira azeites de regiões conhecidas pela produção de alta qualidade, como Espanha, Itália, Grécia e Portugal. Nos últimos anos, o Brasil também tem produzido azeites de excelente qualidade.

Método de extração:

- Escolha azeites obtidos por prensagem a frio, que mantêm melhor as propriedades nutricionais e sensoriais.

Embalagem:

- Fique com os azeites em garrafas escuras ou latas, que protegem a gordura da luz e evitam a oxidação.

Certificações:

- Procure selos de qualidade e certificações, como DOP (Denominação de Origem Protegida), que garantem a procedência e qualidade do produto.

Sabor e aroma:

- Se possível, faça uma degustação. Os azeites de qualidade têm um sabor equilibrado e um aroma fresco e frutado.

Preço:

- Azeites de alta qualidade geralmente têm um preço mais elevado, mas o investimento vale a pena pela superioridade do produto.

Indicação de consumo: de 25 a 50 mL de azeite por dia, tanto para a preparação dos alimentos quanto para a finalização.

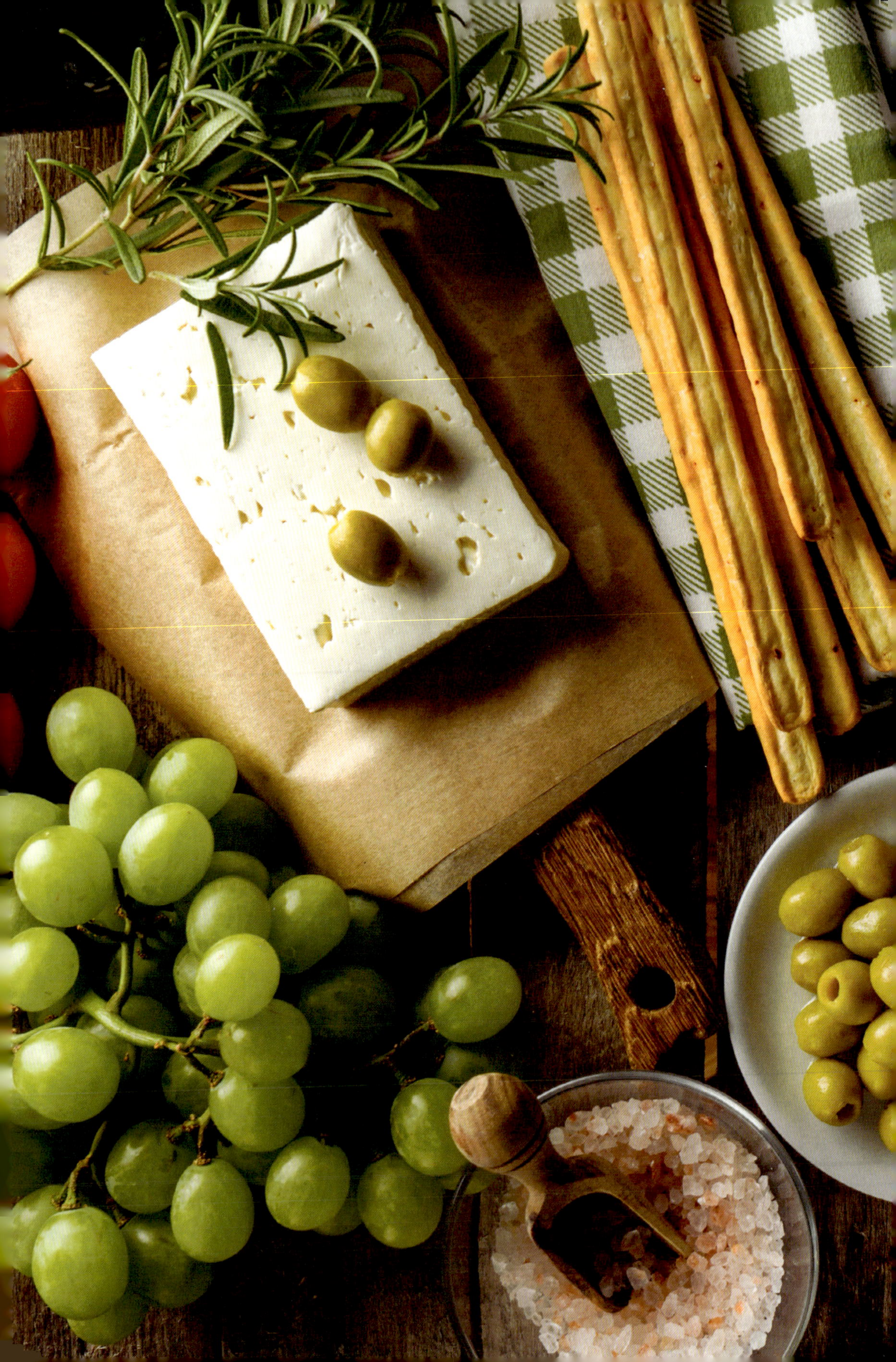

Capítulo 3

5 dias de cardápio inspirado na dieta mediterrânea

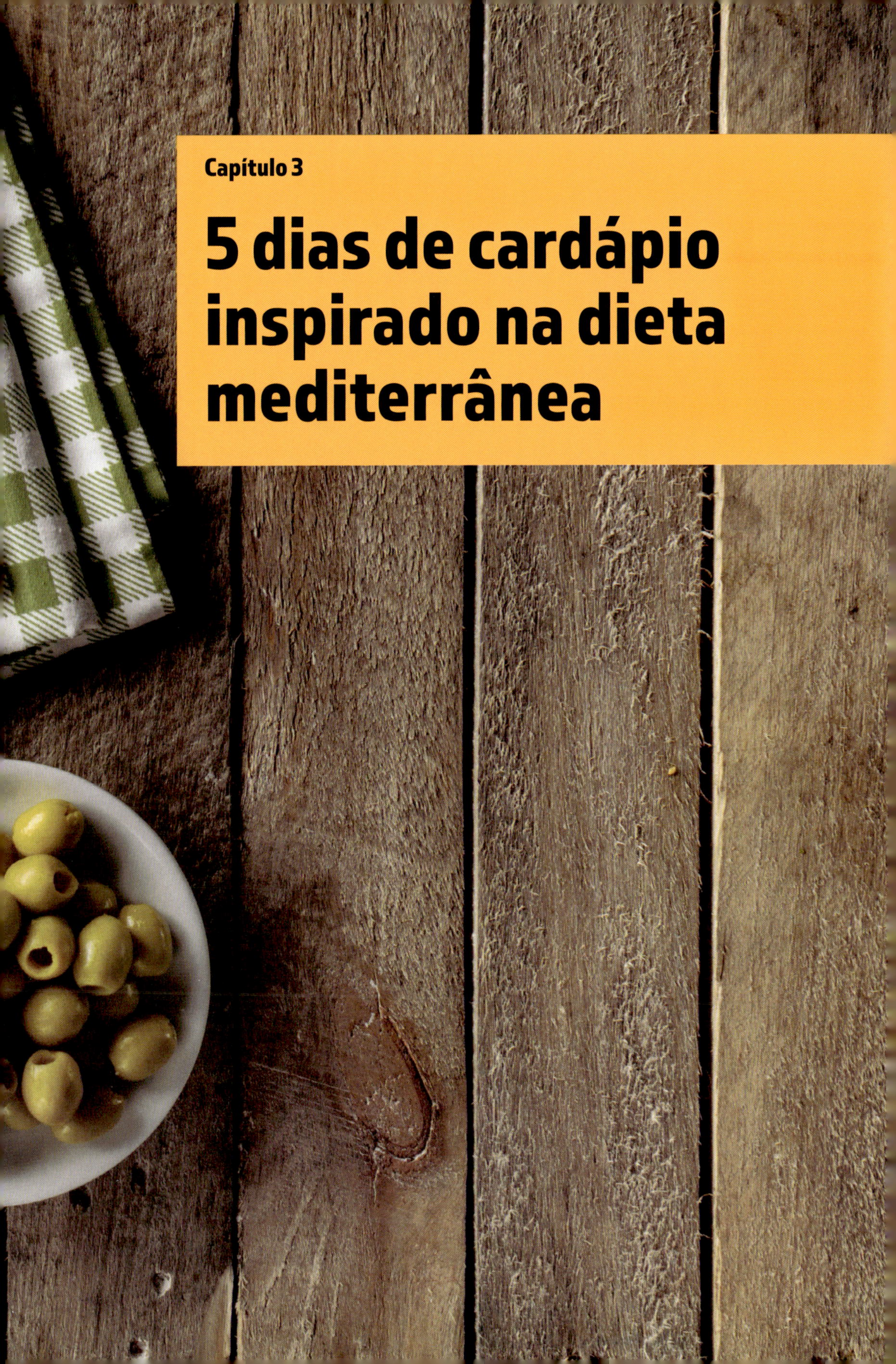

Todas as refeições (café da manhã, almoço, lanche e jantar) combinam diferentes alimentos para fornecer os macro e micronutrientes considerados essenciais para a saúde física e mental. Use como exemplo para montar seu cardápio, variando ao máximo as escolhas diárias.

Café da manhã 1:

- Smoothie verde (*receita a seguir*).
- Tostada de pão integral (feito com levain/fermento natural) com abacate, ovo mexido, azeite extravirgem, sal e semente de chia.
- Café filtrado, feito com grãos de café tipo arábica torrados no ponto médio.

Café da manhã 2:

- Tapioca com chia, recheada com tofu mexido cremoso (*receita a seguir*).
- Salada de frutas com cacau nibs.
- Chá verde adoçado com mel.

Café da manhã 3:

- Mingau de aveia com cacau e leite de amêndoas (*receita a seguir*).
- Maçã cozida com especiarias.
- Chá verde adoçado com mel.

Café da manhã 4:

- Omelete de espinafre com queijo de cabra (*receita a seguir*).
- Mamão com farelo de aveia e semente de abóbora.
- Café filtrado, feito com grãos de café tipo arábica, torrados no ponto médio.

Café da manhã 5:

- Suco de açaí com banana e morango
- Pão de banana verde (*receita a seguir*) acompanhado de queijo meia cura, tomate, manjericão e 1 fio de azeite extravirgem.

Almoço 1:

- Bowl de folhas, lentilha, grão-de-bico, abóbora e sementes (*receita a seguir*).
- Salmão grelhado e desfiado com molho de tahine com damasco (*receita a seguir*).
- Granola de sementes salgada (*receita a seguir*).

Almoço 2:

- "PF" vegano: arroz integral, feijão carioca, couve refogada no azeite, tofu marinado (*receita a seguir*), farofa com sementes.
- Salada de alface, agrião, tomate, cebola roxa, pepino, azeite anti-inflamatório (*receita a seguir*), sal marinho e vinagre de maçã.

Almoço 3:

- Macarrão integral ao sugo, escabeche de sardinha (*receita a seguir*), couve refogada.
- Salada de repolho roxo e branco, cenoura ralada, cebola roxa, coentro, uva passa e nozes com molho de iogurte probiótico (*receita a seguir*).

Almoço 4:

- Wrap de lentilha rosa com frango desfiado e molho de tomate (*receita a seguir*).
- Salada de agrião, manga, cebola roxa e tomate cereja, com molho de missô (*receita a seguir*).

Almoço 5:

- Salada de pepino, cenoura ralada, broto de feijão (moyashi) e gergelim, temperado com shoyu de coco, azeite e vinagre de maçã.
- Arroz integral com brócolis.
- Filé de anchova grelhada.
- Berinjela com missô e mel (*receita a seguir*).

Lanche 1:

- Bombom de frutas vermelhas (*receita a seguir*).

Lanche 2:

- Sorvete de iogurte, aveia, tâmara e mel (*receita a seguir*).

Lanche 3:

- Muffin low carb com frango (*receita a seguir*).
- Suco de acerola.

Lanche da tarde 4:

- Bolo de nozes (*receita a seguir*).

Lanche da tarde 5:

- Suco antioxidante (*receita a seguir*).
- Iogurte natural (escolha uma opção com apenas 2 ingredientes) com amêndoas.

Jantar 1:

- Sopa de cenoura, abobrinha e espinafre com tofu defumado (*receita a seguir*), acompanhada de quinoa e mix de sementes (*receita a seguir*).

Jantar 2:

- Salada de rúcula, alface roxa, amêndoas, queijo de cabra, pera grelhada com molho de tahine com damasco (*receita a seguir*).
- Mix antioxidante de arroz (*receita a seguir*) com filé de linguado grelhado.

Jantar 3:

- Omelete de brócolis.
- Purê de abóbora com missô (*receita a seguir*).
- Salada de beterraba.

Jantar 4:

- Filé de tilápia crocante (*receita a seguir*).
- Purê de batata-doce roxa.

- Salada de mix de alfaces: roxa, americana e crespa, tomate, pepino e cenoura ralada, temperado com azeite anti-inflamatório (*receita a seguir*), shoyu de coco e vinagre de maçã.

Jantar 5:
- Salada de batata yacon com molho de iogurte (*receita a seguir*).
- Torta de frango cremosa (*receita a seguir*).

Ceia 1:
- Iogurte natural (escolha uma opção com apenas 2 ingredientes) com polpa de maracujá e mel (ou melado).
- Chá de camomila

Ceia 2:
- Tâmara recheada com nozes.
- Chá de melissa.

Ceia 3:
- Banana aquecida com chocolate amargo (70% cacau).
- Chá de mulungu.

Ceia 4:
- Pipoca (feita com azeite e sal marinho).
- Chá de capim limão.

Ceia 5:
- Abacate batido com cacau e mel.
- Chá de erva-doce.

> Observação: vegetarianos e veganos podem trocar o salmão por tofu e o mel por melado.

DELÍCIAS PARA NUTRIR SUA MENTE

Aqui estão algumas das receitas sugeridas no cardápio, mas sinta-se à vontade para prepará-las de acordo com as suas necessidades e incluir em diferentes refeições do dia. Elas combinam ingredientes repletos de macro e micronutrientes essenciais para a saúde mental, além de fibras, antioxidantes e compostos com ação anti-inflamatória.

Café da manhã

1. Smoothie verde

Os ingredientes deste smoothie nutrem corpo e mente. A couve fornece vitamina K, que protege o cérebro e combate inflamações. O leite de amêndoa é rico em vitamina E, essencial para proteger as células cerebrais. A banana congelada oferece potássio, vitaminas B6 e C, que apoiam a memória, o humor e a saúde dos neurônios. O farelo de aveia fortalece a conexão entre o intestino e o cérebro, enquanto o mel ou melado (opcional) garante energia extra para manter o foco.

Ingredientes

- 1 folha grande de couve (ou 2 pequenas/30 g), higienizada e sem o talo.
- 1 xícara (chá/200 mL) de leite de amêndoa (ou outro leite vegetal).
- 1 banana congelada (100 g), picada.
- 1 colher (sopa/10 g) de farelo de aveia.
- 1 colher (chá) de mel ou melado (5 g, opcional).

Modo de fazer

1. Bata todos os ingredientes no liquidificador até obter uma textura homogênea.
2. Ajuste a consistência adicionando mais leite de amêndoa, se necessário.
3. Beba em seguida.

Tempo de preparo: 3 minutos.
Rendimento: 1 porção.

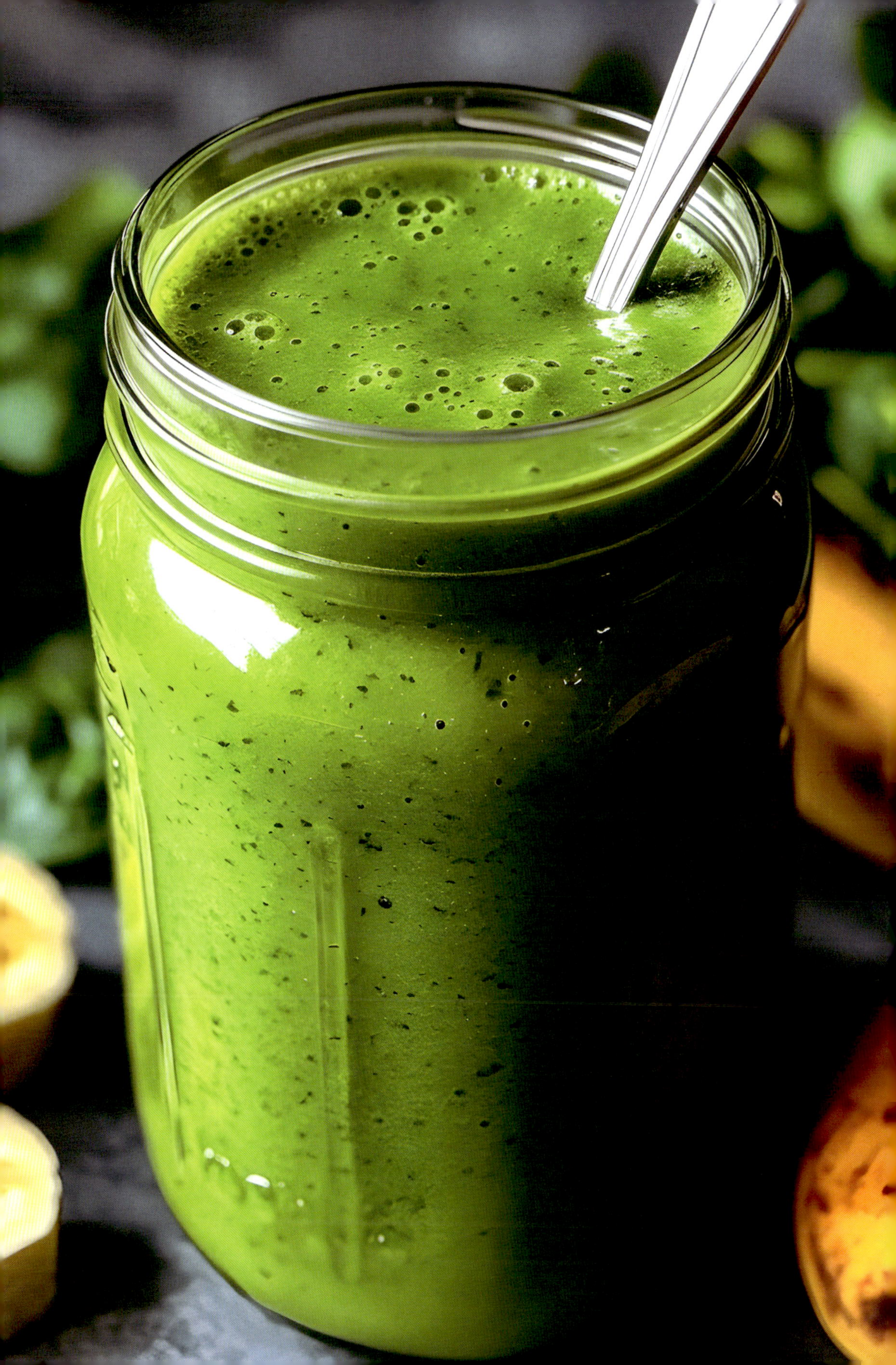

2. Tofu mexido cremoso

Rico em proteínas vegetais, o tofu mexido é uma ótima alternativa ao tradicional ovo mexido, permitindo variar (ou reduzir) o consumo de alimentos de origem animal, sem abrir mão dos nutrientes. A cúrcuma adiciona um toque especial, além de oferecer propriedades anti-inflamatórias e antioxidantes. Servido com abacate, transforma-se em uma refeição completa, nutritiva e rica em gorduras saudáveis.

Ingredientes

- 1 xícara (chá/250 g) de tofu macio amassado.
- 1 colher (sopa/10 mL) de azeite de oliva.
- 1/2 colher (chá/2 g) de cebola picada.
- 1/2 colher (chá/1 g) de alho picado.
- 1 colher (chá/2 g) de cúrcuma em pó.
- 1/2 colher (chá/1 g) de lemon pepper.
- Sal e pimenta-do-reino a gosto.
- 1 colher (sopa/10 g) de creme de castanha de caju ou aveia (opcional, para mais cremosidade).
- 1 a 2 colheres (sopa) de água ou caldo vegetal (opcional).

Modo de fazer

1. Esprema o tofu para retirar o excesso de água. Se for tofu macio, basta esfarelar com as mãos; se for firme, amasse com um garfo.
2. Em uma frigideira antiaderente, aqueça o azeite e doure a cebola e o alho.
3. Adicione o tofu esfarelado ou amassado, os temperos (cúrcuma, lemon pepper, sal, pimenta) e, se quiser, o creme de castanha de caju ou aveia com a água ou o caldo vegetal.
4. Cozinhe em fogo baixo, mexendo sempre, por 3 a 5 minutos, até o tofu aquecer e incorporar bem os temperos.
5. Ajuste o sal e a pimenta-do-reino.
6. Sirva com abacate temperado e pão de fermentação natural.

Tempo de preparo: 10 minutos.
Rendimento: 2 porções.

3. Omelete de espinafre com queijo de cabra

Essa omelete não é só uma opção deliciosa para o café da manhã ou almoço, mas também traz ótimos benefícios para a saúde da mente. O espinafre é rico em antioxidantes e folato, que protegem o cérebro e melhoram a memória. O queijo de cabra oferece proteínas e ácidos graxos que favorecem o funcionamento cerebral e a saúde das células nervosas. Juntos, ajudam a reduzir a inflamação e promovem foco e bem-estar mental.

Ingredientes

- 1 colher (sopa/15 g) de azeite de oliva.
- 1/2 colher (chá/1 g) de alho picado.
- 1/4 de xícara (chá/30 g) de cebola roxa picada (opcional).
- 1/2 xícara (chá/30 g) de espinafre fresco picado.
- 2 ovos (aproximadamente 120 g).
- Sal e pimenta-do-reino a gosto.
- 1/4 de xícara (chá/30 g) de queijo de cabra esfarelado.
- Ervas frescas (como salsinha ou cebolinha) para decorar (opcional).

Modo de fazer

1. Em uma frigideira antiaderente, aqueça o azeite em fogo médio.
2. Adicione o alho e a cebola roxa e refogue cerca de 2 minutos.
3. Adicione o espinafre e refogue de 1 a 2 minutos, até que murche. Se o espinafre soltar muita água, cozinhe por mais um minuto até que a água evapore.
4. Enquanto isso, bata os ovos em uma tigela, tempere com o sal e a pimenta.
5. Despeje os ovos batidos sobre o espinafre na frigideira e cozinhe em fogo baixo até que comece a firmar nas bordas.
6. Adicione o queijo de cabra esfarelado por cima e dobre a omelete ao meio.
7. Deixe cozinhar por mais 1 ou 2 minutos, até que o queijo derreta e o interior esteja cozido.
8. Retire da frigideira, decore com ervas frescas (opcional) e consuma em seguida.

Tempo de preparo: 10 minutos.
Rendimento: 1 porção.

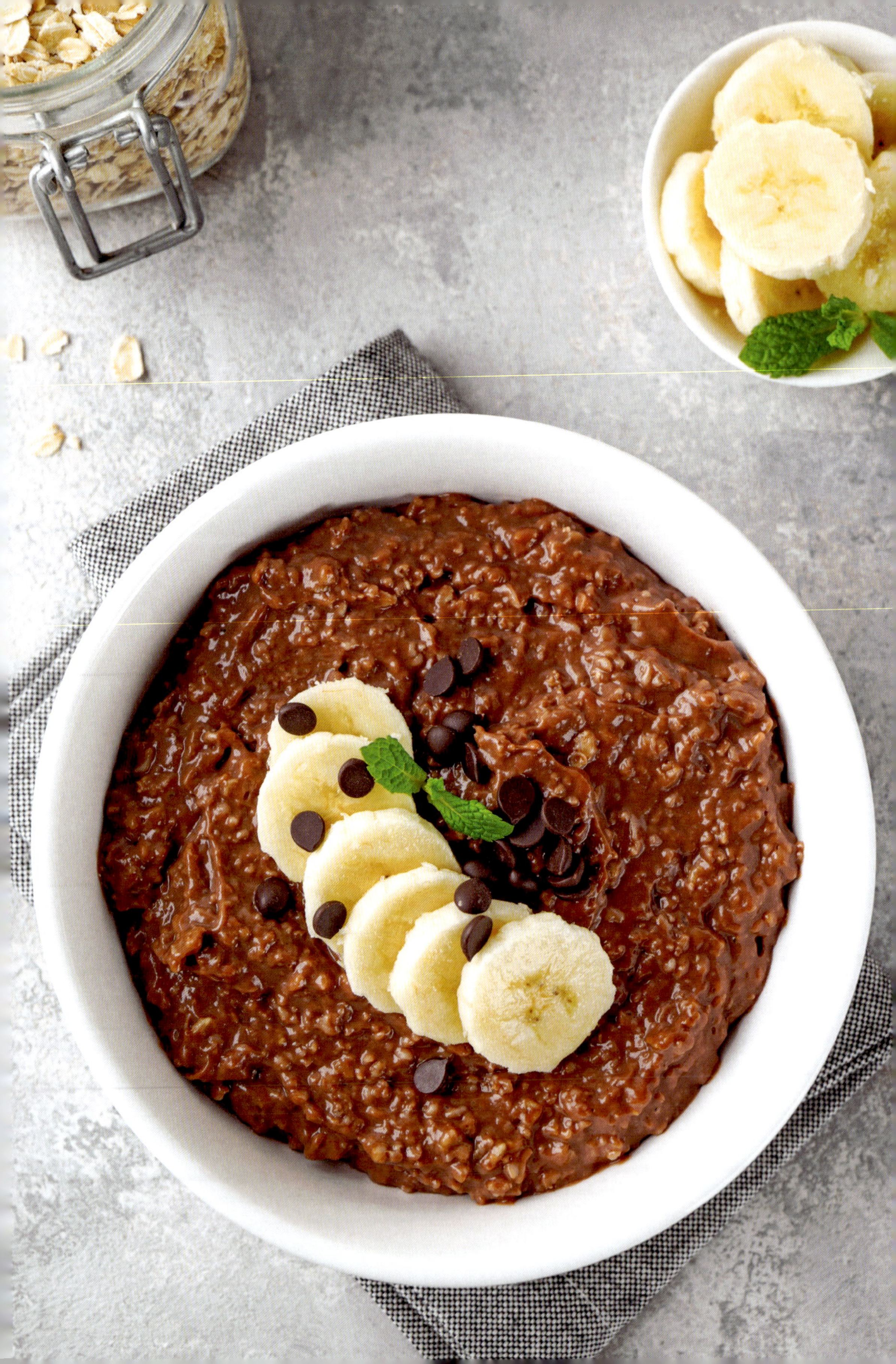

4. Mingau de aveia com cacau e leite de amêndoas

Bom para a saúde cerebral e o bem-estar geral, este mingau reúne ingredientes fontes de ácidos graxos benéficos para o coração, fibras que ajudam a digestão e o controle do colesterol, além de zinco, magnésio e proteínas, essenciais para o sistema imunológico e muscular. Não faltam polifenóis, importantes para o humor e equilíbrio da mente, e prebióticos que favorecem a saúde do intestino.

Ingredientes

- 1 xícara (200 mL) de leite de amêndoas.
- 3 colheres (sopa/30 g) de farelo de aveia.
- 1 colher (chá/5 g) de cacau em pó não alcalino.
- 1 colher (chá/ 5g) de mel ou melado (opcional).
- 1 colher (sopa/10 g) de sementes de abóbora levemente tostadas.

Modo de fazer

1. Em uma panela, aqueça o leite de amêndoas em fogo médio até começar a ferver.
2. Adicione o farelo de aveia e cozinhe, mexendo constantemente, até que a mistura engrosse (cerca de 3 a 5 minutos). Se necessário, acrescente mais leite.
3. Misture o cacau, mexendo bem para incorporar.
4. Retire do fogo e, se desejar, adicione o mel ou melado para adoçar.
5. Polvilhe com as sementes de abóbora.
6. Sirva quente ou frio.

Tempo de preparo: de 5 a 7 minutos.
Rendimento: 1 porção.

5. Pão de banana verde

Nem doce, nem salgado, este pão de sabor suave é uma fonte de amido resistente, um tipo de fibra com potencial prebiótico que auxilia na saúde intestinal. Além disso, o farelo de aveia aumenta a quantidade de fibras solúveis, que podem ajudar a reduzir o colesterol. O azeite de oliva fornece gorduras saudáveis e antioxidantes, enquanto as sementes e castanhas acrescentam nutrientes essenciais, como zinco e magnésio.

Ingredientes

- 4 bananas bem verdes, sem casca.
- 3 ovos.
- 1 xícara (chá/200 mL) de leite vegetal.
- 1/4 de xícara (chá/50 mL) de azeite de oliva.
- 2 colheres (sopa/24 g) de açúcar de coco.
- 2 xícaras (chá/160 g) de farelo de aveia
- 1/4 de xícara (chá/30 g) de proteína de sementes de abóbora (ou outra proteína vegetal).
- 1 colher (sopa/10 g) de fermento em pó.
- Sal a gosto.
- Sementes de abóbora e castanha-do-pará picada (para polvilhar).

Modo de fazer

1. Bata as bananas no liquidificador com os ovos, o leite vegetal e o azeite até obter uma mistura homogênea.
2. Transfira a mistura para uma tigela e adicione os demais ingredientes, deixando o fermento para o final.
3. Misture bem e despeje a massa em uma forma de pão untada. Polvilhe a superfície com as sementes de abóbora e a castanha-do-pará.
4. Asse em forno preaquecido a 180 °C por cerca de 30 minutos ou até dourar. Retire do forno e desenforme.

Tempo de preparo: 20 minutos (+ tempo de forno).
Rendimento: 16 fatias.

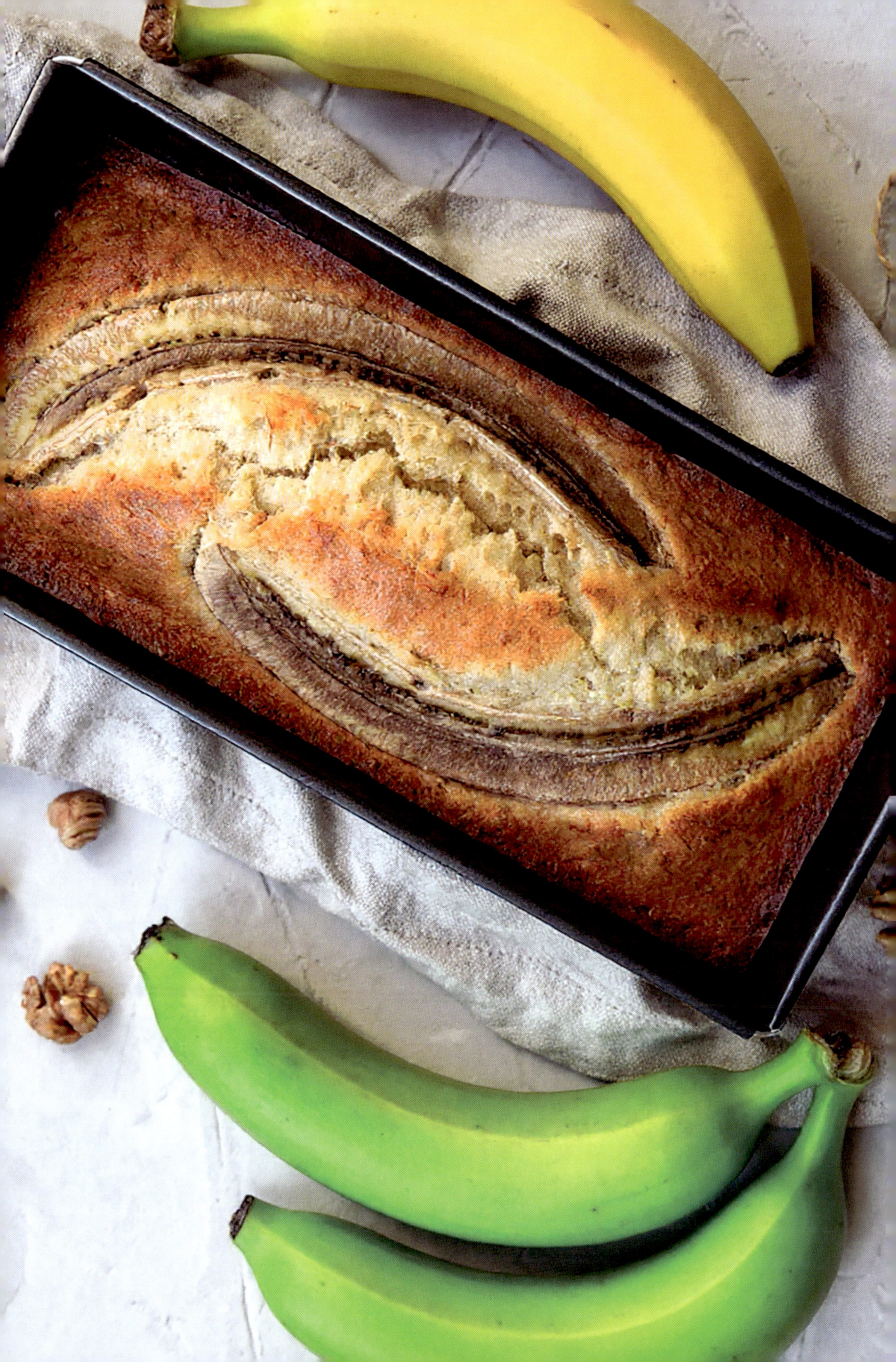

Almoço

6. Bowl de folhas, grão-de-bico, avocado, abóbora e sementes

Os ingredientes deste bowl são especialmente ricos em magnésio, um mineral bom para nutrir o cérebro. O magnésio contribui para a transmissão de impulsos nervosos, o relaxamento muscular e a redução do estresse. Melhora a memória e a função cognitiva. Alimentos como abóbora, sementes de abóbora, grão-de-bico, lentilhas e couve são excelentes fontes desse mineral, promovendo não só a saúde cerebral, mas também o equilíbrio emocional e o bem-estar geral.

Ingredientes

- 1 folha grande de couve manteiga (ou kale), rasgada com as mãos.
- 1 punhado de repolho verde e roxo fatiado bem fininho.
- 4 colheres (sopa/60 g) de de grão-de-bico cozido (ou lentilha cozida al dente).
- 5 tomates cereja, cortados ao meio.
- 1/2 abacate (ou avocado, 100 g), fatiado (ou cortado em cubos).
- 1 fatia (120 g) de abóbora cabotiá assada, cortada em cubos.
- 2 colheres (sopa/20 g) de sementes (de papoula, gergelim ou abóbora).

Para o molho

- 1 colher (sopa/15 mL) de shoyu de coco (ou 1/2 limão + sal a gosto).
- 1 colher (sobremesa/15 g) de tahine (pasta de gergelim).

Modo de fazer

1. Em um bowl, coloque a couve (ou kale), o repolho, a lentilha, os tomates cereja, o abacate e a abóbora assada.
2. Por cima, espalhe as sementes de abóbora. Reserve.
3. Em uma tigela pequena, misture o shoyu de coco (ou o suco de limão com o sal) e o tahine, mexendo até formar um molho homogêneo e cremoso.
4. Regue as folhas com o molho preparado e misture delicadamente para que o abacate não desmanche.
5. Consuma em seguida.

Tempo de preparo: 10 minutos.
Rendimento: 1 porção.

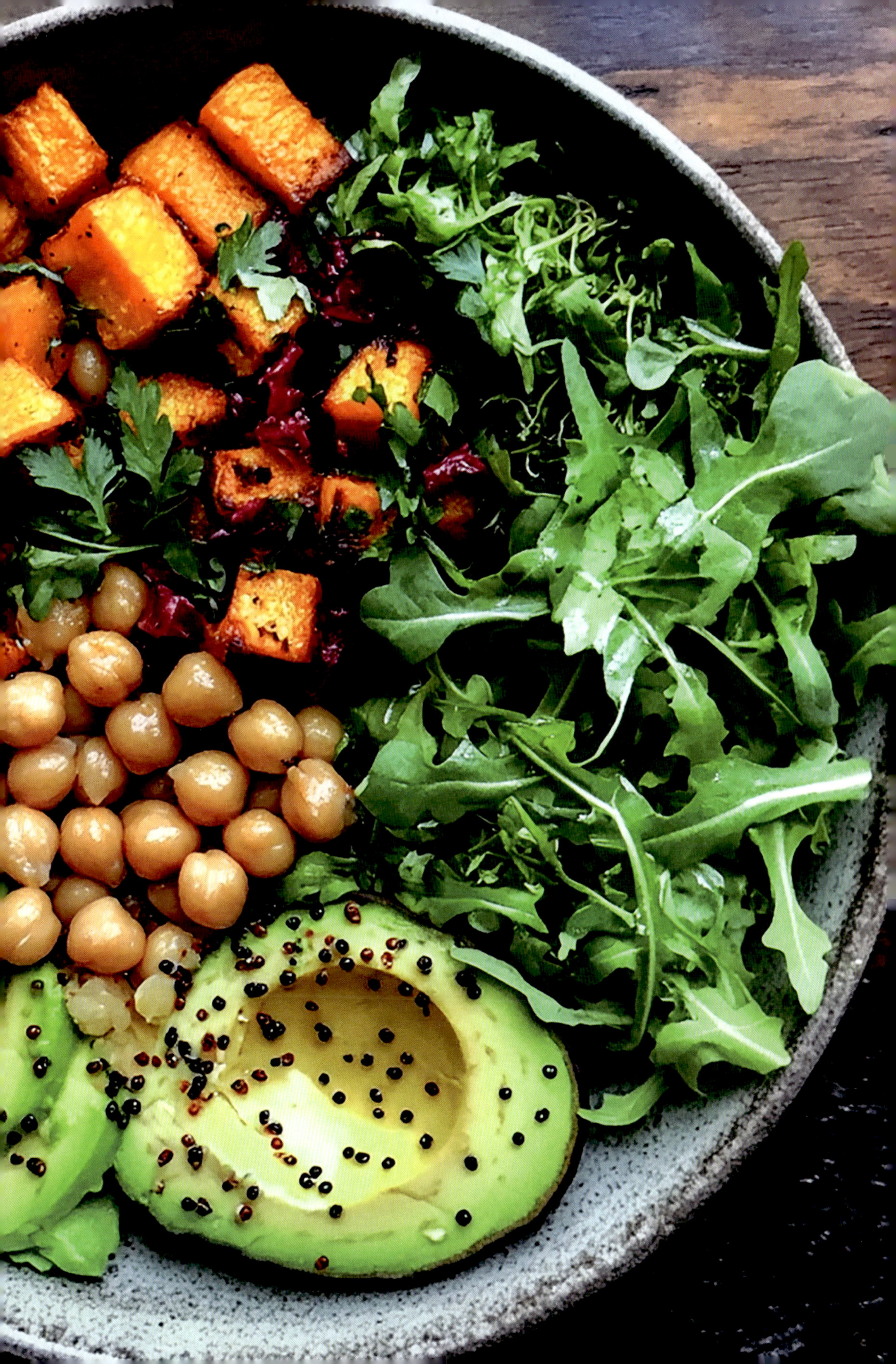

7. Escabeche de sardinha

Por ser rica em ômega-3, nutriente essencial para o cérebro, a sardinha é um alimento que pode melhorar a memória e ajudar a prevenir distúrbios como depressão e ansiedade. A marinada e o cozimento intensificam ainda mais esses benefícios. Além disso, o azeite e o cheiro-verde presentes na receita apresentam propriedades antioxidantes, que protegem o cérebro contra o estresse oxidativo.

Ingredientes

- 500 g de sardinha (limpa e, se quiser, cortada em filés).
- 3 dentes de alho amassados.
- Suco de um limão.
- Sal e pimenta-do-reino a gosto.
- 1 cebola cortada em cubos.
- 3 tomates cortados em cubos.
- 1 punhado de cheiro-verde (salsa + cebolinha).
- Azeite a gosto.

Modo de fazer

1. Em um recipiente, coloque a sardinha, o alho, o suco de limão, o sal e a pimenta. Misture e deixe marinar por aproximadamente 15 minutos.
2. Em uma panela funda, distribua os ingredientes em camadas: a cebola, o tomate, o cheiro-verde e a sardinha marinada. Repita as camadas até acabar os ingredientes. Regue com o azeite.
3. Tampe a panela e deixe cozinhar em fogo brando por cerca de 20 minutos.
4. Pode ser consumido na refeição principal, como entrada ou lanche, acompanhado de uma fatia de pão de fermentação natural.

Variação bem-vinda: para uma versão vegetariana, troque a sardinha por berinjela.

Tempo de preparo: 15 minutos (+15 de cozimento).
Rendimento: de 4 a 6 porções.

8. Tofu marinado

O tofu é rico em proteínas vegetais e isoflavonas, que ajudam a melhorar a função cerebral e equilibrar os hormônios. O gengibre e o alho, com suas propriedades anti-inflamatórias, reduzem o estresse oxidativo no cérebro, prevenindo distúrbios como ansiedade e depressão. Já o azeite de oliva, rico em ômega-3, fortalece a comunicação entre os neurônios e promove a saúde cognitiva.

Ingredientes

- 1 pedaço médio (120 g) de tofu firme.
- 1/4 de xícara (chá/60 mL) de molho de soja.
- 1 colher (chá/5 g) de gengibre ralado.
- 1 dente de alho fresco picado (ou 1/4 de colher/chá de alho em pó).
- 1 colher (sopa/15 mL) de suco de limão.
- 2 colheres (sopa/30 mL) de azeite (ou óleo de gergelim).
- Sementes de gergelim tostado (para finalizar, opcional).

Modo de fazer

1. Corte o tofu em cubos e coloque-o em uma tigela. Adicione todos os ingredientes da marinada, exceto as sementes de gergelim.
2. Deixe marinar por cerca de 15 minutos (quanto mais tempo, mais sabor o tofu vai absorver).
3. O tofu pode ser consumido cru ou, se preferir, salteie por 5 minutos em uma frigideira.
4. Finalize com as sementes de gergelim (opcional).

Tempo de preparo: 5 minutos (+15 de marinada, no mínimo, +5 para saltear).
Rendimento: de 2 a 3 porções.

9. Wrap de lentilha rosa com frango e molho de tomate

Além das proteínas do frango, a receita tem proteínas vegetais, vindas da lentilha rosa, leguminosa que também contém ferro, mineral que ajuda no transporte de oxigênio pelo corpo, e vitamina K, essencial para a saúde óssea e mental. Os demais ingredientes oferecem antioxidantes, que auxiliam no combate dos radicais livres.

Ingredientes

- 1 xícara (chá/120 g) de lentilha rosa (faça o demolho de 3 a 4 horas).
- 1/2 xícara (chá/70 g) de farinha de aveia ou farinha de trigo integral.
- 1/4 de xícara (chá/60 mL) de água
- 1 colher (sopa/10 g) de azeite de oliva.
- 1 colher (chá) de sal.
- 1/2 colher (chá) de pimenta-do-reino (opcional).
- 1 colher (chá) de fermento em pó.

Para o recheio

- Frango desfiado e refogado com cebola e tomate (ou no sofrito – *receita a seguir*).

Modo de fazer

1. Deixe a lentilha mergulhada em água de 3 a 4 horas (troque a água na metade do tempo). Escorra, coloque uma nova água e cozinhe por 5 minutos.
2. Em um processador, bata a lentilha até formar um purê. Use um pouco da água do cozimento.
3. Adicione a farinha, o azeite, o sal, a pimenta e o fermento e misture até obter uma massa homogênea. Se a massa estiver muito grossa, adicione um pouco mais da água do cozimento, aos poucos.
4. Aqueça uma frigideira antiaderente em fogo médio e unte levemente com azeite.
5. Despeje porções da massa na frigideira e cozinhe até que as bordas estejam firmes e apareçam bolhas na superfície. Doure o outro lado.
6. Recheie as panquecas com o frango refogado ou use outro recheio de sua preferência, acompanhadas de molho de tomate (opcional).

Tempo de preparo: 15 minutos.
Rendimento: 4 panquecas.

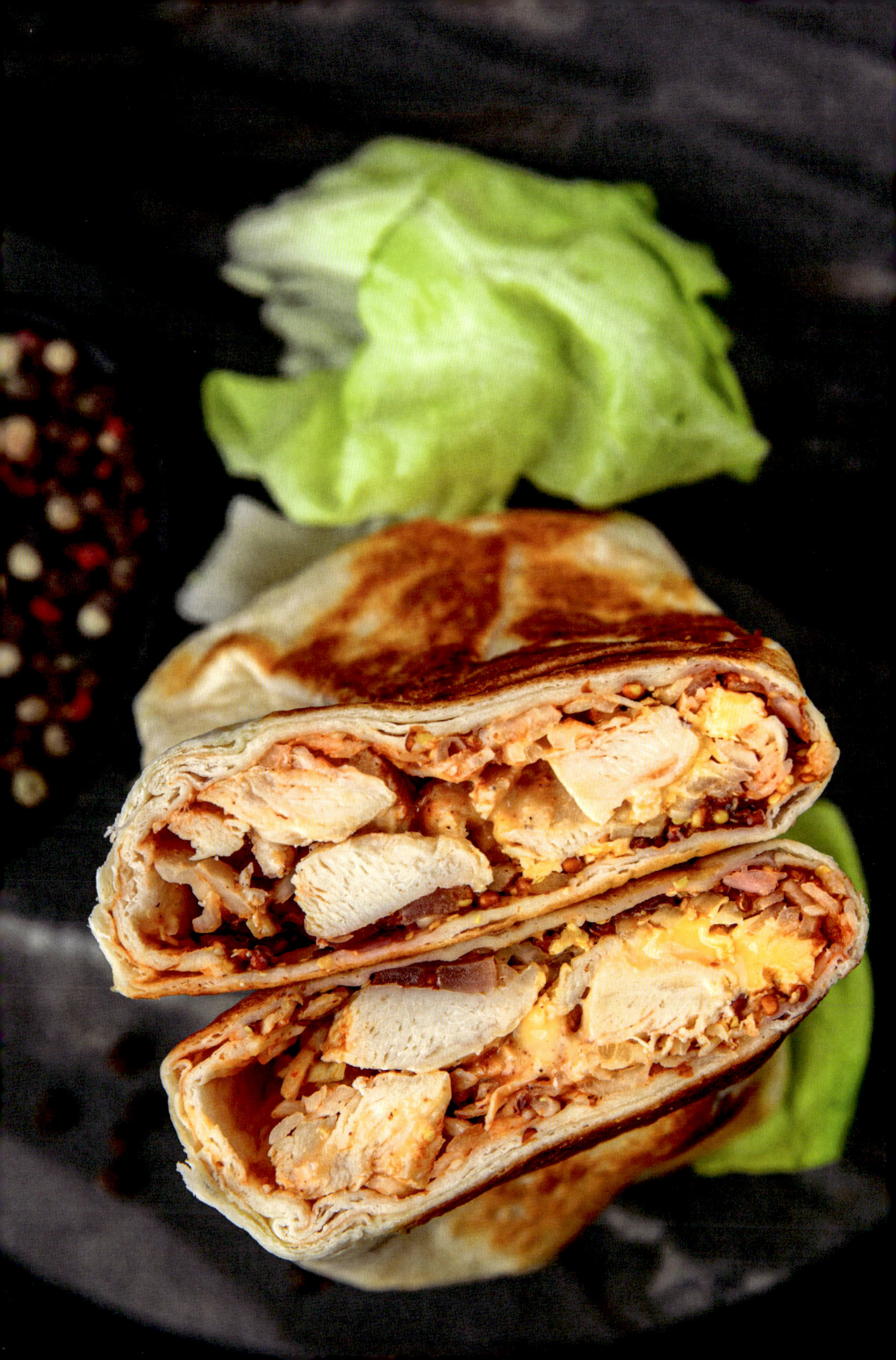

10. Berinjela com missô e mel

Saborosa e nutritiva, esta receita é um presente para a saúde mental. A berinjela é rica em antioxidantes, como a nasunina – flavonoide responsável pela cor arroxeada da casca – que protege as células cerebrais. Também oferece fibras que favorecem a microbiota intestinal, essencial para a produção de neurotransmissores como a serotonina. O missô, por ser um alimento fermentado, fornece probióticos que ajudam a equilibrar o eixo intestino-cérebro. O mel contribui com compostos anti-inflamatórios que combatem o estresse oxidativo, e o óleo de gergelim completa com gorduras saudáveis que nutrem o cérebro.

Ingredientes

- 2 berinjelas médias (japonesas ou comuns, cortadas ao meio no sentido do comprimento).
- 1 colher (sopa/15 g) de óleo de gergelim (torrado, para realçar sabor).
- 2 colheres (sopa/40 g) de pasta de missô (preferencialmente missô branco ou shiro missô, mais suave).
- 2 colheres (sopa/40 g) de mel (ou xarope de bordo para uma opção vegana).
- 1 colher (sopa/15 mL) de saquê (opcional, para realçar o sabor).
- 1 colher (sopa/15 mL) de shoyu (molho de soja).
- 1 colher (chá/5 mL) de vinagre de arroz.
- 1 colher (chá/5 g) de gengibre ralado (opcional, para dar frescor).
- Gergelim torrado e cebolinha picada para finalizar.

Modo de fazer

1. Prepare as berinjelas: faça cortes superficiais em formato de losangos na polpa das berinjelas, sem atravessar a casca. Isso ajudará a absorver o molho. Pincele com um pouco de óleo de gergelim na parte cortada e coloque as berinjelas (com o lado da polpa virado para cima) em uma assadeira ou frigideira que possa ir ao forno.
2. Prepare o molho de missô e mel: em uma tigela pequena, misture o missô, o restante do óleo de gergelim, o mel (ou xarope de bordo), o saquê, o shoyu, o vinagre de arroz e o gengibre ralado. Mexa bem até obter uma pasta homogênea. Reserve.

3. Pré-aqueça o forno a 200 °C e asse as berinjelas, até que fiquem macias.
4. Retire as berinjelas do forno e espalhe o molho de missô e mel generosamente sobre a polpa. Volte ao forno e asse por mais 10 a 15 minutos, até que o molho esteja caramelizado e as berinjelas tenham uma aparência brilhante e dourada.
5. Retire do forno e finalize com o gergelim torrado e a cebolinha picada. Sirva quente como acompanhamento ou prato principal, acompanhado de arroz branco ou integral.

Tempo de preparo: 15 minutos (+30 minutos de forno, aproximadamente).
Rendimento: 4 porções.

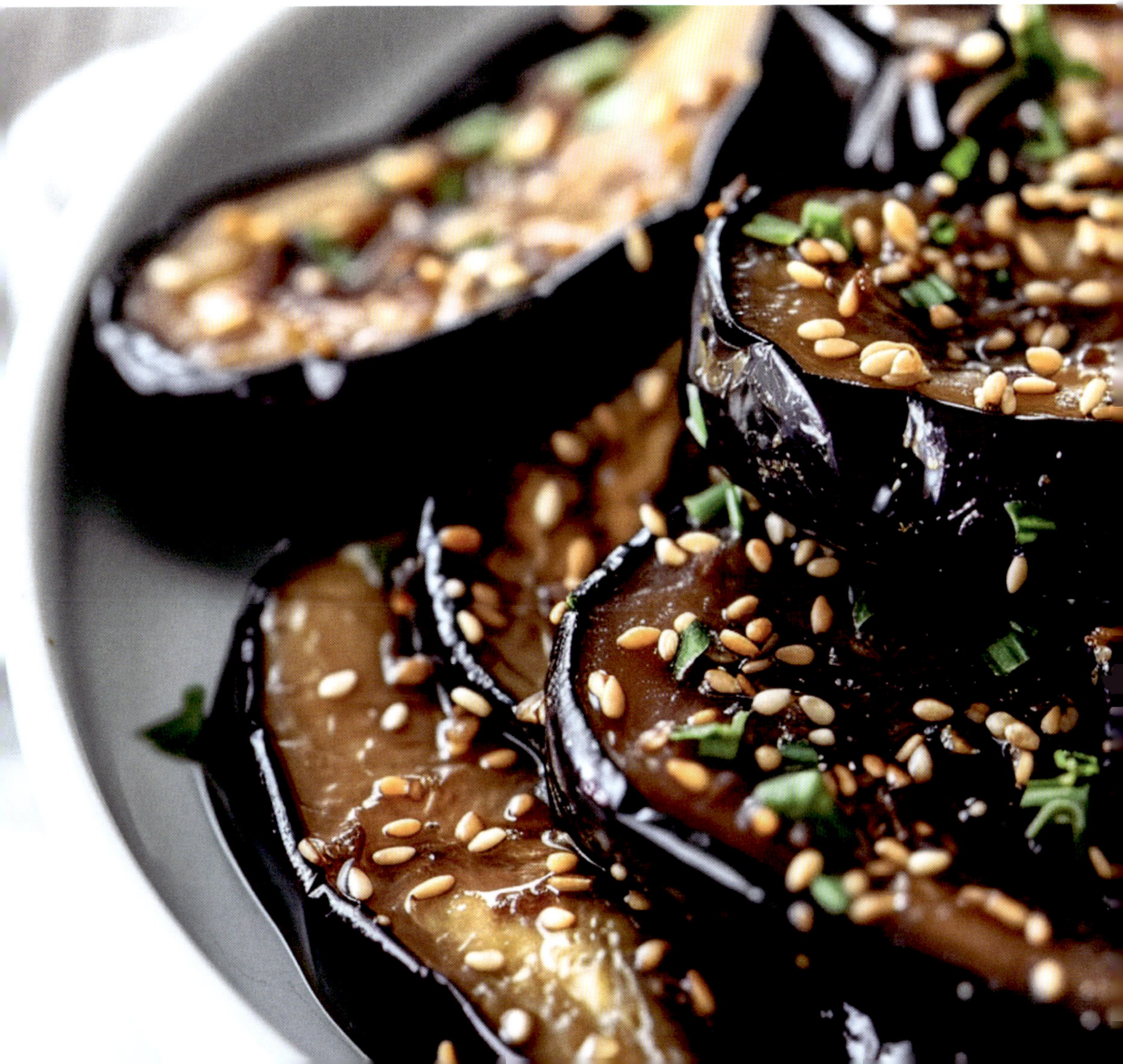

Lanche da tarde

11. Bombom de coco e frutas vermelhas

Uma ótima opção para nutrir o cérebro de maneira gostosa e prática. A aveia, rica em fibras, promove saciedade e digestão, enquanto o coco fornece energia rápida, ideal para a função cerebral. As frutas vermelhas contêm antioxidantes e vitamina C, que protegem o cérebro e melhoram a memória. Já as nozes fornecem gorduras saudáveis que apoiam a saúde cardiovascular e cognitiva.

Ingredientes

- 1/3 de xícara (chá/30 g) de aveia (flocos ou farelo).
- 1/3 de xícara (chá/40 g) de nozes.
- 1/3 de xícara (chá/30 g) de coco seco ralado.
- 1/2 xícara (chá/75 g) de frutas vermelhas (morango, amora, framboesa).
- 1 colher (sopa/15 g) de mel ou melado.
- Chocolate 70% cacau (quantidade a gosto) + raspas de morango congelado para decorar (opcional).

Modo de fazer

1. Processe todos os ingredientes até obter uma mistura homogênea.
2. Modele a mistura em bolinhas e deixe gelar por 20 minutos na geladeira.
3. Derreta o chocolate e passe as bolinhas nele.
4. Se desejar, finalize com as raspas de morango congelado.
5. Deixe na geladeira até o chocolate endurecer. Os bombons duram até 7 dias na geladeira.

Tempo de preparo: 30 minutos.
Rendimento: 12 bombons.

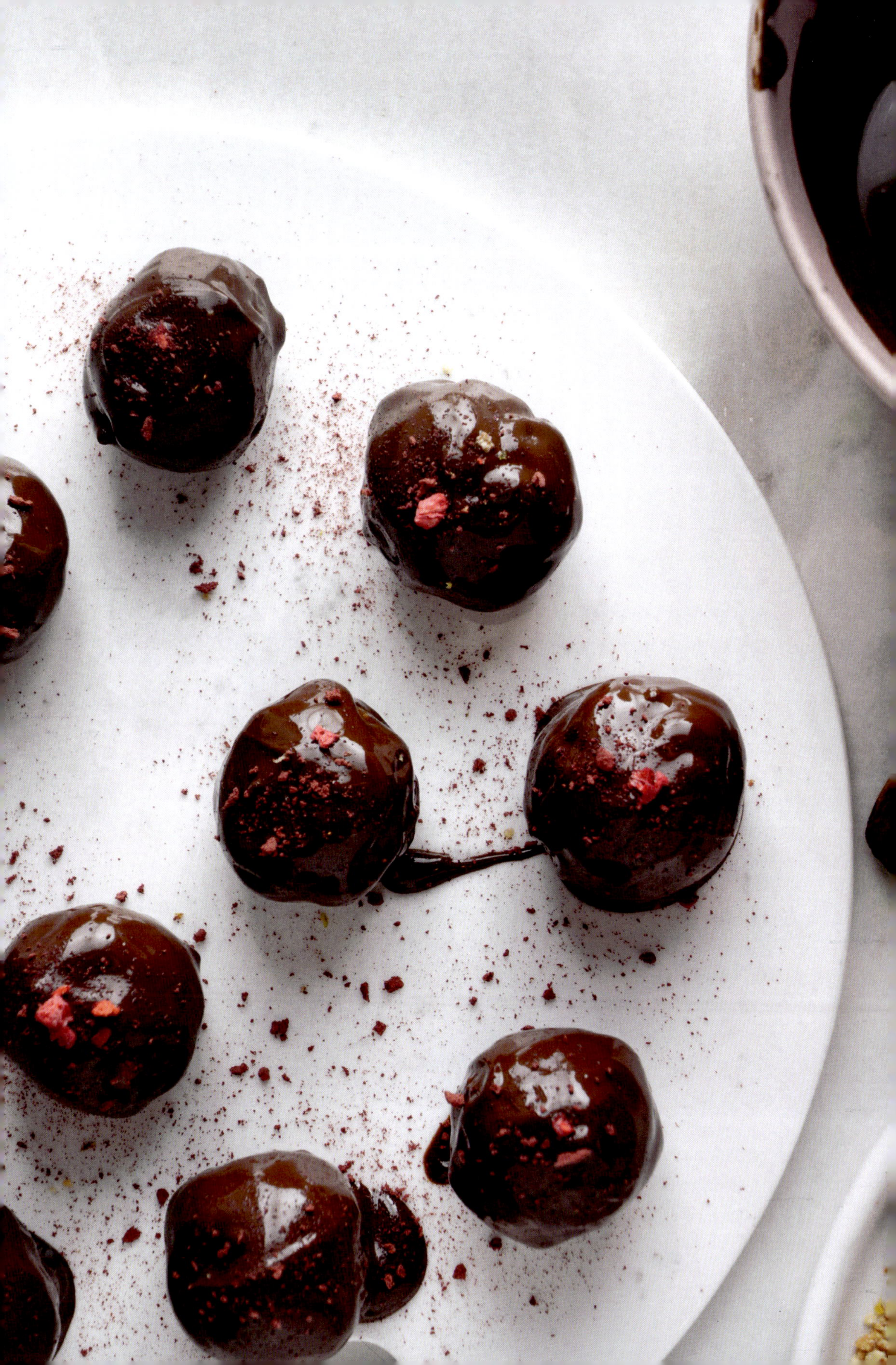

12. Muffin low carb com frango

Quando a proposta é reduzir os carboidratos sem abrir mão do sabor, esta receita cumpre bem o papel, sem ficar carente de nutrientes. O frango é fonte de proteína de alta qualidade, essencial para a recuperação muscular e o bom funcionamento do organismo. As farinhas de amêndoa e linhaça acrescentam fibras e ácidos graxos essenciais, que favorecem a saúde do coração e do cérebro. O azeite de oliva completa com gorduras saudáveis, importantes para a função cognitiva e o controle da inflamação.

Ingredientes

- 3 ovos (aproximadamente 180 g).
- Sal a gosto.
- 2 colheres (sopa/30 g) de azeite de oliva.
- 3 colheres (sopa/23 g) de farinha de amêndoas.
- 3 colheres (sopa/23 g) de farinha de linhaça.
- 3 colheres (sopa/35 g) de tapioca.
- Pimenta-do-reino a gosto.
- Ervas desidratadas a gosto.
- Páprica a gosto.
- 1 colher (chá/5 g) de fermento em pó.
- Queijo muçarela a gosto (opcional).
- Sementes de abóbora e gergelim para polvilhar.

Para recheio

- 1 xícara (chá/150 g) de frango, já temperado, assado e desfiado.

Modo de fazer

1. Em uma tigela, bata os ovos e tempere com um pouco do sal. Adicione o azeite e misture bem.
2. Junte as farinhas de amêndoas, linhaça, a tapioca, a pimenta, as ervas desidratadas, a páprica e o fermento, misturando até obter uma massa homogênea.
3. Coloque um pouco da massa nas forminhas untadas, adicione uma porção do frango desfiado e, se desejar, o queijo muçarela. Cubra com o restante da massa.

4. Polvilhe sementes de abóbora e gergelim por cima.
5. Leve ao forno preaquecido a 180 °C e asse por aproximadamente 25 minutos ou até que os muffins fiquem dourados.

Tempo de preparo: 10 minutos (+ tempo de forno).
Rendimento: 6 muffins, dependendo do tamanho das forminhas.

13. Suco antioxidante

Com os benefícios da cúrcuma, gengibre e limão, este suco não só fortalece a imunidade e auxilia na digestão, mas também protege o cérebro contra os efeitos do estresse oxidativo. Além disso, a cúrcuma e o gengibre favorecem a circulação e reduzem a inflamação, promovendo saúde cerebral e bem-estar mental.

Ingredientes

- Suco de 1 limão siciliano (cerca de 40 mL).
- 1 colher (chá/3 g) de cúrcuma fresca ralada (ou em pó, 2 g).
- 1 colher (chá/5 mL) de mel (ou melado).
- 1 pedaço pequeno de gengibre fresco (cerca de 7 g), ralado.
- 1 pitada de pimenta preta (menos de 1 g).
- 1 copo (200 mL) de água morna (a água morna ajuda a liberar os compostos bioativos da cúrcuma e do gengibre).

Modo de fazer

1. No liquidificador, adicione todos os ingredientes.
2. Bata rapidamente e coe (apenas se achar necessário separar as fibras do gengibre).
3. Acrescente gelo e beba em seguida.

Tempo de preparo: 5 minutos.
Rendimento: 1 copo (250 mL).

14. Sorvete de iogurte, aveia, tâmara e mel

Boa alternativa para lanche ou sobremesa, este sorvete combina iogurte natural, que promove um intestino saudável e contribui para a função cognitiva, e aveia, rica em fibras, que regula o açúcar no sangue e fornece energia constante para o cérebro. As tâmaras, com propriedades antioxidantes, oferecem potássio, essencial para a memória e concentração. O mel, com suas propriedades anti-inflamatórias, ajuda a proteger o cérebro.

Ingredientes

- 1 pote grande (340 mL) de iogurte natural.
- 4 colheres (sopa/40 g) de aveia em flocos.
- 10 tâmaras (80 g).
- 2 colheres (sopa/30 g) de mel (opcional).

Toppings (opcionais):

- Melado de cana.
- Nozes.

Modo de fazer

1. Passe todos os ingredientes do "sorvete" no processador até obter uma mistura homogênea.
2. Coloque a mistura em um recipiente e leve ao congelador por 1 dia.
3. No dia seguinte, corte em cubos e processe novamente para obter uma textura mais cremosa.
4. Volte ao congelador por mais 3 horas. Está pronto para ser consumido.
5. Sirva com os toppings (opcionais).

Tempo de preparo: 10 minutos (sem contar o tempo de freezer).
Rendimento: 2 porções.

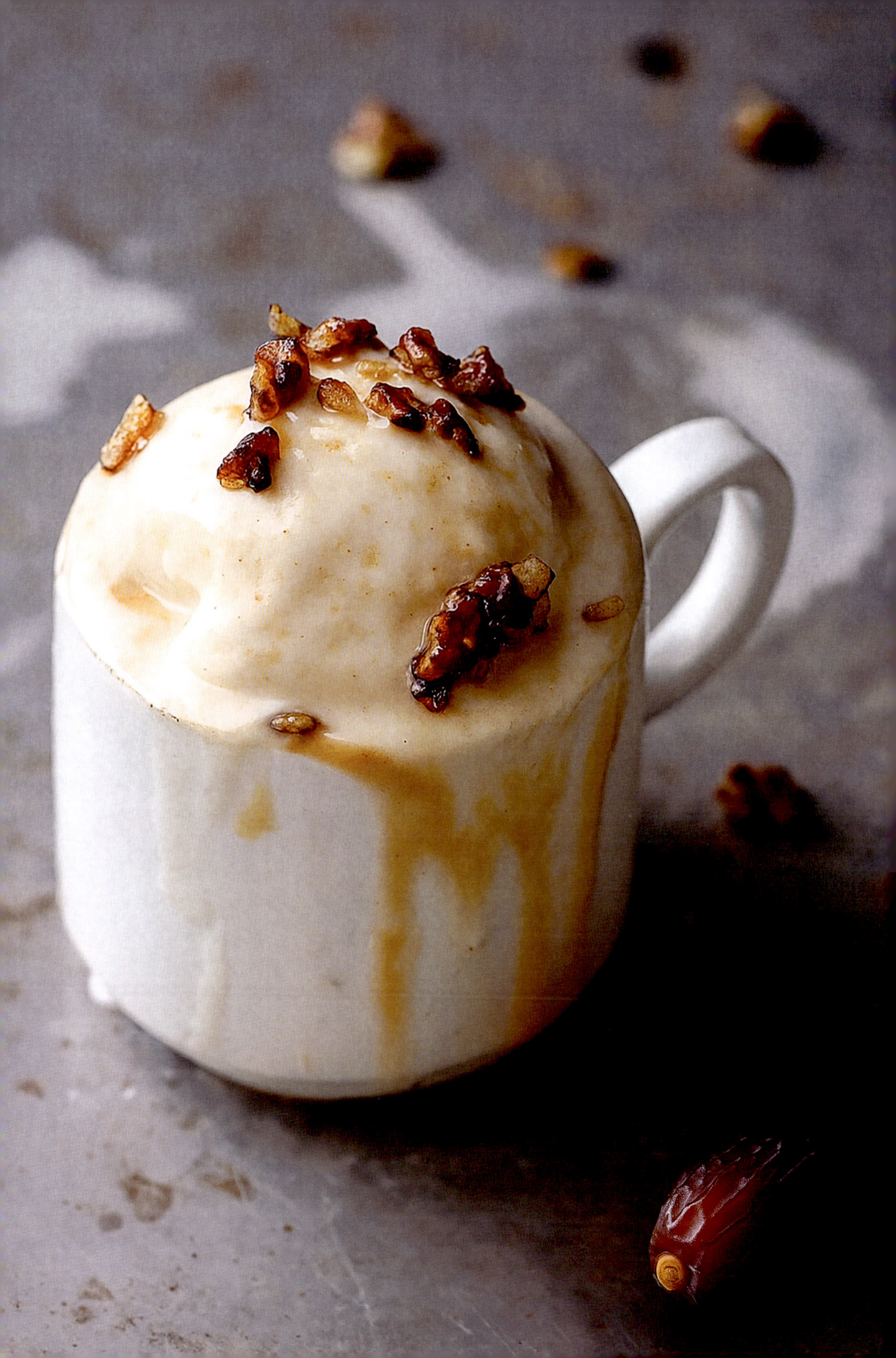

15. Bolo de maçã com especiarias e nozes

Rica em fibras e antioxidantes, a maçã ajuda a reduzir a inflamação, um fator que tem sido associado a distúrbios como depressão e ansiedade. As nozes são fontes de ácidos graxos ômega-3, que desempenham um papel importante na saúde cerebral, promovendo a comunicação eficiente entre os neurônios. Já a canela tem propriedades anti-inflamatórias e pode ajudar a equilibrar os níveis de açúcar no sangue, mantendo o humor estável.

Ingredientes

- 4 xícaras (chá/500 g) cheias de maçã, com a casca e cortadas em cubinhos.
- 2 xícaras (chá/200 g) de açúcar demerara pulverizado (bata o açúcar no liquidificador até virar um pó).
- 1/2 xícara (chá/100 mL) de óleo.
- 2 ovos batidos.
- 2 colheres (chá/10 mL) de extrato de baunilha.
- 2 xícaras (chá/240 g) de farinha de trigo.
- 2 colheres (chá/5 g) rasas de bicarbonato de sódio.
- 2 colheres (chá/4 g) de canela em pó.
- 1 colher (chá/2 g) rasa de sal.
- 1 xícara (chá/120 g) de nozes picadas.

Modo de fazer

1. Em uma tigela funda, misture a maçã, o açúcar e o óleo.
2. Acrescente os ovos, o óleo e a baunilha. Reserve.
3. Em um recipiente à parte, junte os ingredientes secos e transfira para a tigela da maçã. Misture bem.
4. Coloque a massa em uma forma pequena untada e leve ao forno preaquecido a 180 °C. Asse por cerca de 1 hora (ou faça o teste do palito).

Tempo de preparo: 15 minutos (+30 de forno).
Rendimento: 10 fatias.

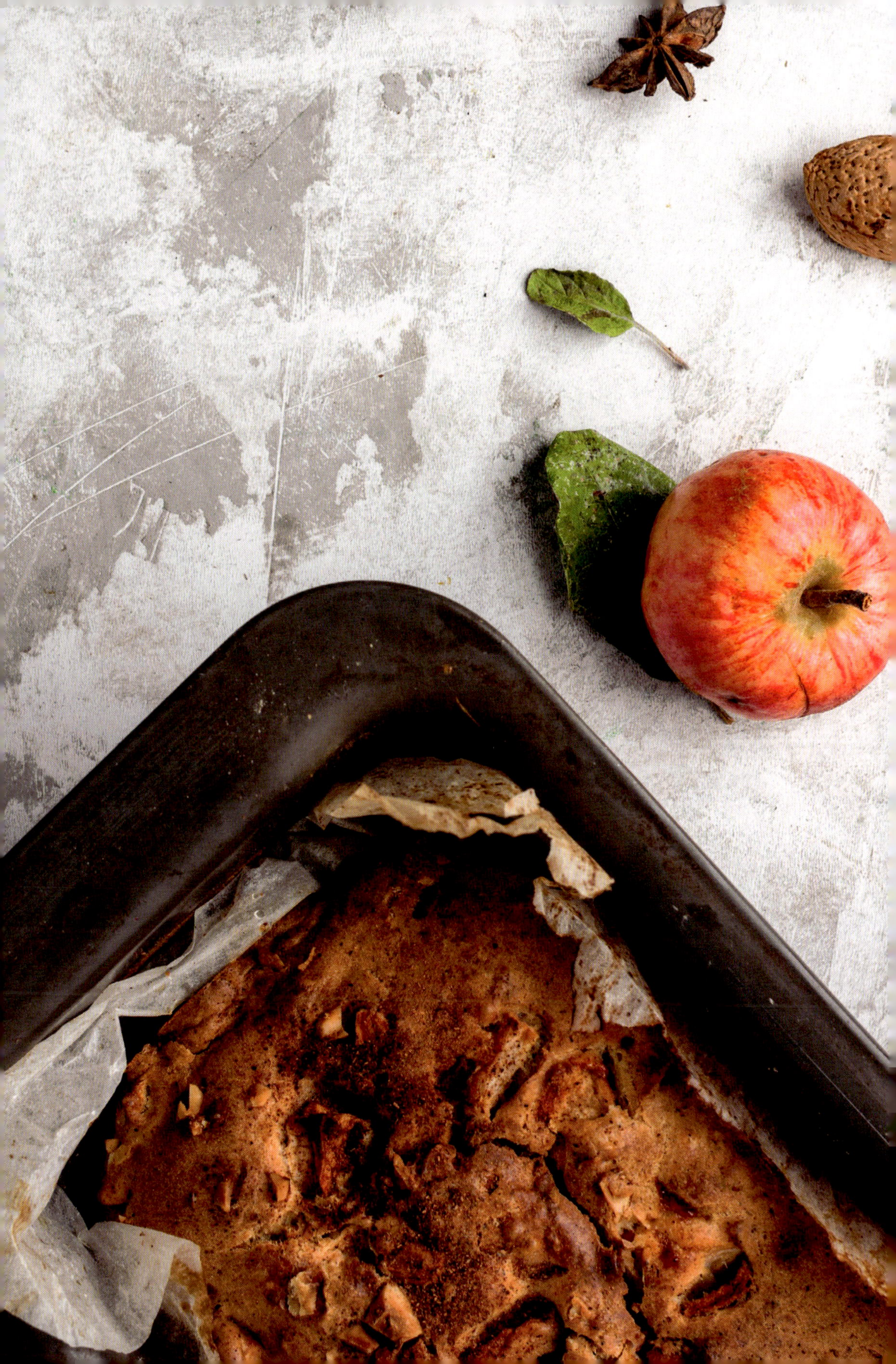

Jantar

16. Sopa de cenoura, abobrinha e espinafre com quinoa e sementes

A cenoura, a abobrinha e o espinafre fornecem vitaminas E e K, antioxidantes que protegem o cérebro. O tofu defumado oferece proteínas e cálcio para o sistema nervoso, enquanto a quinoa, rica em magnésio e fibras, equilibra humor e microbiota intestinal. A granola salgada de sementes agrega zinco, selênio e gorduras saudáveis, que reduzem inflamações e favorecem o bem-estar mental.

Ingredientes

- 2 colheres (sopa/20 mL) de azeite (ou óleo de soja orgânico).
- 1 cebola pequena (70 g), picada.
- 1 talo de aipo (50 g), cortado em rodelas.
- 1 xícara (chá/200 g) de cenoura, cortada em rodelas.
- 1 abobrinha pequena (200 g), cortada em pedaços.
- 1 chuchu pequeno (150 g) sem a casca, cortado em pedaços.
- 3 colheres (sopa/30 g) de espinafre fresco, picado.
- 5 xícaras (chá/1,2 litro) de caldo de legumes caseiro (ou água fervente).
- 1 colher (sobremesa/5 g) de sal marinho.
- 1/2 xícara (chá/90 g) de quinoa cozida.
- 1 pedaço pequeno (100 g) de tofu defumado, cortado em cubos pequenos.
- Granola de sementes (*receita a seguir*) para finalizar (opcional).

Modo de fazer

1. Aqueça o azeite em uma panela e doure a cebola e o aipo.
2. Adicione a cenoura, a abobrinha, o chuchu e o espinafre. Refogue com um pouco do caldo (ou da água) e tempere com o sal.
3. Junte o restante do líquido e cozinhe até os legumes ficarem macios. Espere amornar e bata no liquidificador até obter um creme homogêneo.
4. Volte ao fogo baixo, adicione a quinoa cozida e ajuste o sal.
5. Sirva com os cubinhos de tofu e a granola por cima.

Rendimento: 4 porções.
Tempo de preparo: 1 hora.

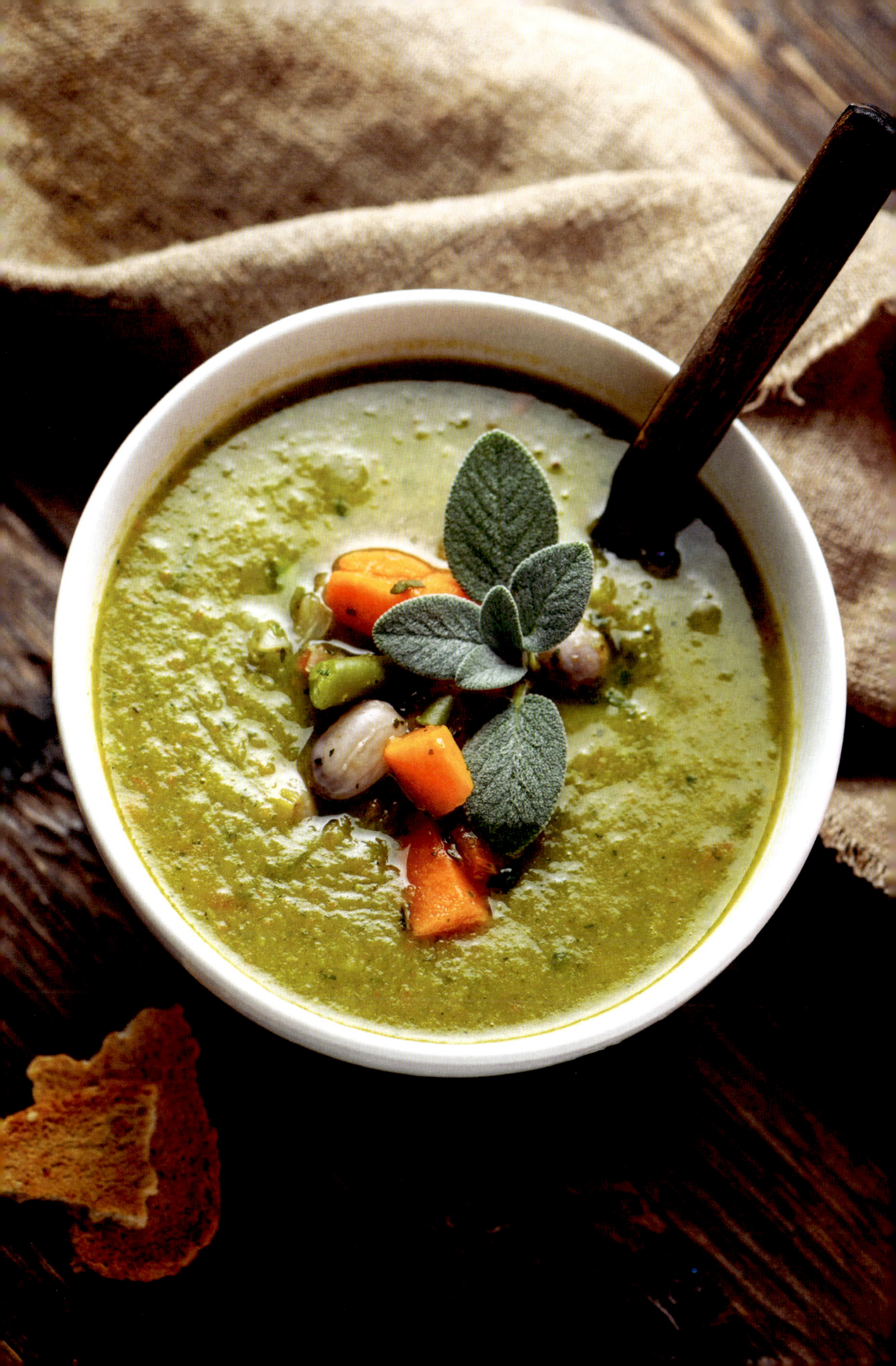

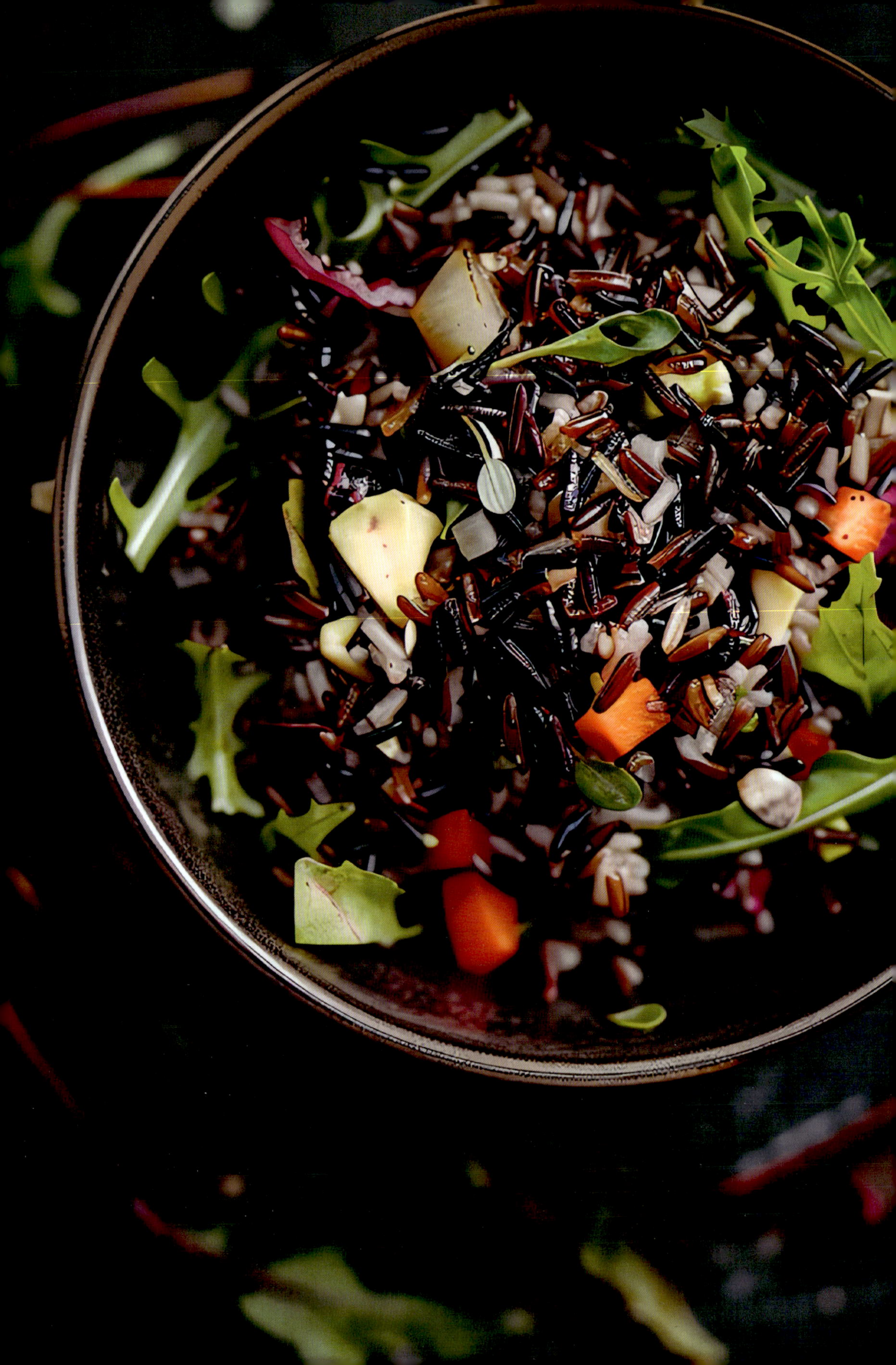

17. Mix antioxidante de arroz

Assim como o arroz negro, o arroz selvagem é uma excelente fonte de antioxidantes, como as antocianinas, que protegem o cérebro contra o estresse oxidativo e a inflamação — fatores que podem contribuir para distúrbios mentais e doenças neurodegenerativas. Ricos em fibras, ambos os tipos de arroz também favorecem a saúde intestinal, influenciando positivamente o humor e a produção de neurotransmissores, como a serotonina. Além disso, oferecem minerais essenciais, como ferro e magnésio, que apoiam a função cognitiva e ajudam a reduzir sintomas de ansiedade, promovendo o bem-estar mental.

Ingredientes

- 1/2 xícara (chá/70 g) de arroz negro.
- 1/2 xícara (chá)/70 g) de arroz selvagem.
- 1 colher (sopa/10 mL) de azeite de oliva.
- 1 cebola média (100 g) picada.
- 2 dentes de alho (6 g) picados.
- 1 pimentão vermelho médio (120 g) picado.
- 1 abobrinha média (150 g) picada.
- 1/2 xícara (chá/75 g) de milho verde.
- Sal e pimenta a gosto.
- Ervas frescas (manjericão ou salsinha) para decorar.

Modo de fazer

1. Lave o arroz negro e o selvagem em água corrente e deixe de molho por pelo menos 30 minutos.
2. Em uma panela, coloque o arroz com a água e cozinhe por 30 a 40 minutos, até que os grãos fiquem al dente (se necessário, escorra o excesso de água).
3. Em outra panela, aqueça o azeite e doure a cebola e o alho.
4. Adicione o pimentão, a abobrinha e o milho verde. Refogue por mais 5 minutos, até que os legumes fiquem ligeiramente macios.
5. Misture o arroz já cozido aos legumes e ajuste o sal e a pimenta.
6. Finalize com as ervas frescas.

Tempo de preparo: 50 minutos (incluindo o cozimento)
Rendimento: 4 porções

18. Purê de abóbora com missô

Os ingredientes desta receita formam uma combinação poderosa para a saúde do corpo e da mente. A abóbora é rica em betacaroteno, um antioxidante que protege o cérebro contra o estresse oxidativo. Além disso, sua alta quantidade de fibras contribui para a saúde intestinal, influenciando positivamente o humor e a produção de neurotransmissores. O missô, por ser fermentado, oferece probióticos que também favorecem a saúde intestinal, promovendo o bem-estar mental.

Ingredientes

- 1 kg de abóbora japonesa (kabotiá), descascada e cortada em pedaços médios.
- 2 colheres (sopa/30 g) de manteiga.
- 2 colheres (sopa/30 g) de missô (pasta de soja fermentada).
- Sal a gosto.
- 1 colher (sobremesa/5 g) de açúcar.
- Pimenta preta a gosto.
- Cebolinha verde picada para decorar (opcional).

Modo de fazer

1. Cozinhe a abóbora até ficar macia, cerca de 15 a 20 minutos. Escorra a água e amasse a abóbora. Use um espremedor de batatas ou um garfo. Reserve.
2. Derreta a manteiga em fogo baixo e adicione o missô e o sal. Misture bem até formar uma pasta homogênea. Adicione a abóbora amassada. Mexa bem para incorporar os sabores.
3. Adicione o açúcar e mexa. Ajuste o sal, se necessário, e acrescente a pimenta.
4. Cozinhe o purê por mais alguns minutos, mexendo constantemente até atingir a consistência desejada.
5. Na hora de consumir, polvilhe com a cebolinha verde picada (opcional).

Tempo de preparo: de 25 a 30 minutos (incluindo o tempo de cozimento da abóbora).
Rendimento: 4 porções.

19. Filé de tilápia crocante

Fonte de proteínas e com baixo teor de gordura, a tilápia tem outros nutrientes essenciais para o bom funcionamento do cérebro, como o fósforo, que auxilia na memória e na concentração. A crosta crocante, preparada com alho-poró e azeite de oliva, agrega propriedades antioxidantes e anti-inflamatórias, além de um toque de frescor com as raspas de limão siciliano. Esses ingredientes, juntos, fazem dessa receita uma boa escolha para cuidar da saúde mental e do bem-estar geral.

Ingredientes

- 4 filés de tilápia (aproximadamente 600 g), sem a pele.
- Sal e pimenta-do-reino a gosto.

Para a crosta crocante

- 1 xícara (chá/120 g) de farinha panko.
- Raspas de 1 limão siciliano.
- 1/4 de xícara (chá/30 g) de alho poró bem picado (somente a parte branca dele, sem as folhas).
- 1 colher (sopa/10 g) de alho desidratado (se não tiver pode usar o alho fresco amassado para temperar o peixe).
- Sal a gosto.
- 1/4 de xícara (chá/60 mL) de azeite de oliva.

Modo de fazer

1. Tempere os filés com o sal e a pimenta. Coloque-os lado a lado numa assadeira antiaderente bem untada (ou use papel-manteiga untado com azeite). Reserve.
2. Em uma tigela, coloque a farinha panko, junte as raspas de limão, o alho poró e o alho. Acrescente sal e o azeite. Misture bem até que todo o azeite seja absorvido pela farinha.
3. Use a mistura de farinha para cobrir os filés, pressionando levemente para que grude no peixe. Faça com cuidado, para não cair dos lados.
4. Leve ao forno preaquecido a 200 ºC e asse por 25 minutos. Retire os filés da assadeira com cuidado.

Tempo de preparo: 10 minutos (+25 de forno).
Rendimento: 4 porções.

20. Salada de batata yacon com molho de iogurte

Combinando ingredientes frescos e funcionais, esta salada promove o equilíbrio intestinal e a saúde mental. A batata yacon, rica em frutooligossacarídeos (FOS), nutre a microbiota e fortalece a comunicação intestino-cérebro. O iogurte natural com probióticos potencializa a produção de neurotransmissores ligados ao humor, como a serotonina. As ervas frescas adicionam frescor e estimulam a digestão, favorecendo o bem-estar após as refeições.

Ingredientes

- 1½ batata yacon média (220 g), cortada e cozida em cubos (com ou sem casca).
- Molho de iogurte (receita a seguir) a gosto.
- Ervas frescas (hortelã, dill).
- Complementos (opcionais)
- 1 cenoura média (130 g), cozida e cortada em cubos.
- 1/2 maço (80 g) de alface crespa.
- 1/2 maço (50 g) de agrião.
- 1/2 pepino japonês (120 g), cortado em cubos.
- 1 colher (sopa/10 g) de semente de chia ou linhaça.

Modo de fazer

5. Cozinhe rapidamente a batata yacon no vapor (ou use crua para máximo efeito prebiótico).
6. Misture com o molho de iogurte e finalize com ervas frescas.
7. (Opcional)
8. Monte a salada em travessa: folhas na base, batata yacon, cenoura e pepino por cima. Regue com molho e finalize com ervas e sementes.
9. Sirva em seguida.

Tempo de preparo: 20 minutos
Rendimento: 2 porções

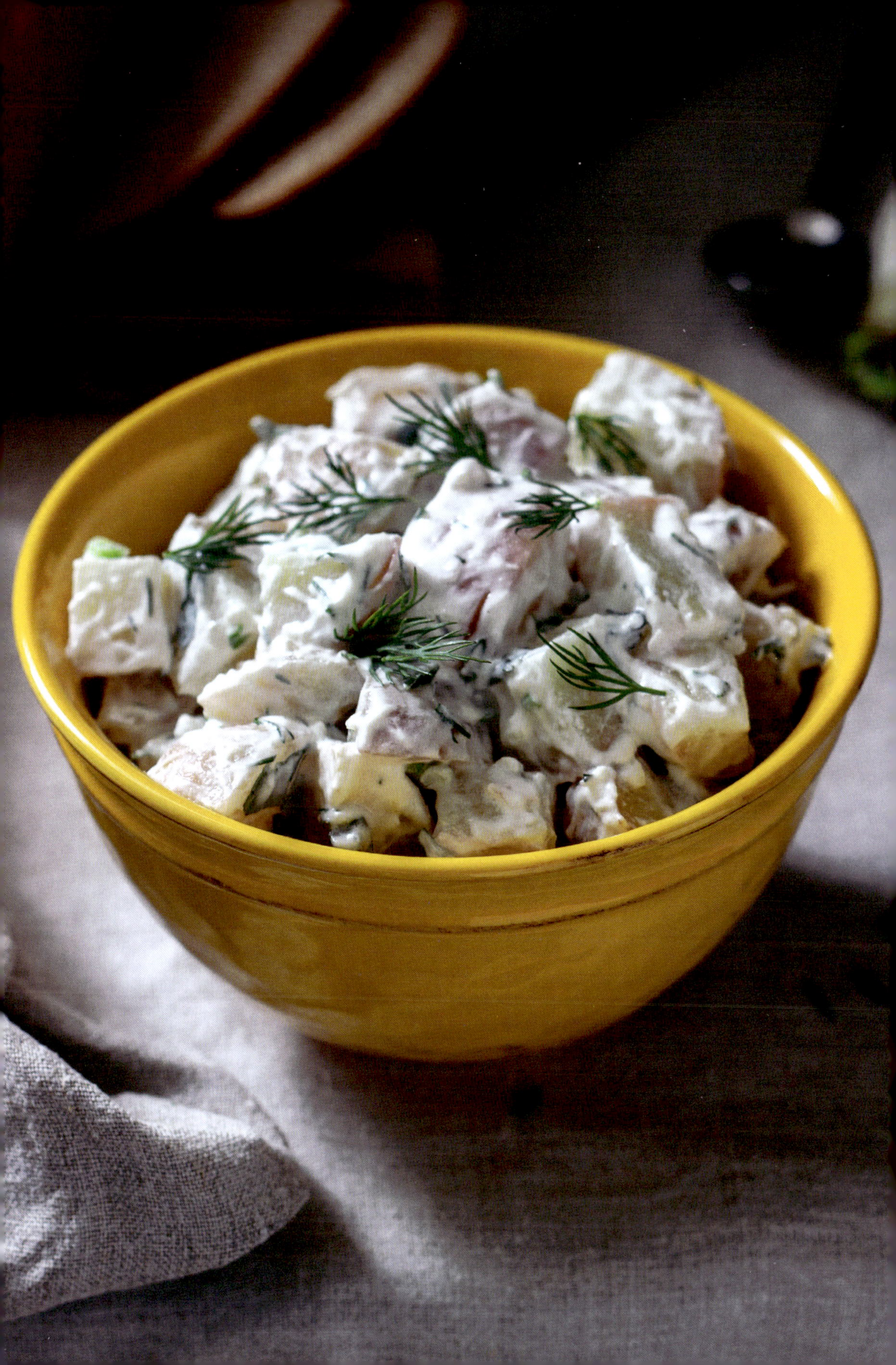

21. Torta de frango cremosa

A massa low carb de couve-flor, rica em antioxidantes e colina, favorece memória e proteção contra o estresse oxidativo. O frango fornece fenilalanina, que estimula a produção de dopamina, ligada ao prazer e motivação. O azeite de oliva, com gorduras saudáveis e antioxidantes, reduz a inflamação cerebral e fortalece a saúde cognitiva. Já o queijo meia cura acrescenta cálcio e vitamina D, importantes para a função cerebral e prevenção de doenças neurodegenerativas.

Ingredientes

Massa

- 1/2 cabeça de couve-flor (200 g), cozida e triturada.
- 2 ovos.
- 1/2 xícara (chá/50 g) de queijo meia cura ralado.
- Sal e pimenta-do-reino a gosto.

Para o recheio

- 500 g de peito de frango desfiado.
- 1 colher (sopa/15 mL) de azeite de oliva
- 1/2 cebola média (50 g) picada.
- 1/2 pimentão vermelho picado (opcional).
- 2 dentes de alho (6 g) picados.
- 1/2 xícara (chá/20 g) de cheiro-verde picado.
- Sal e pimenta-do-reino a gosto.
- 1 xícara (chá/240 mL) de creme de aveia (ou tofu macio bem amassado).
- Queijo meia cura ralado para polvilhar (opcional).

Modo de fazer

1. Misture os ingredientes da massa até formar uma base consistente e distribua-a no fundo e nas laterais de uma fôrma untada, pressionando bem.
2. Refogue o frango com o azeite, a cebola, o alho, o pimentão e demais temperos. Depois, incorpore o creme vegetal (ou tofu), formando um recheio cremoso.
3. Adicione o recheio sobre a massa, cubra com o queijo (opcional) e asse em forno pré-aquecido a 180 °C por cerca de 30 minutos ou até dourar.

Tempo de preparo: 10 minutos (+30 de forno).
Rendimento: 6 porções.

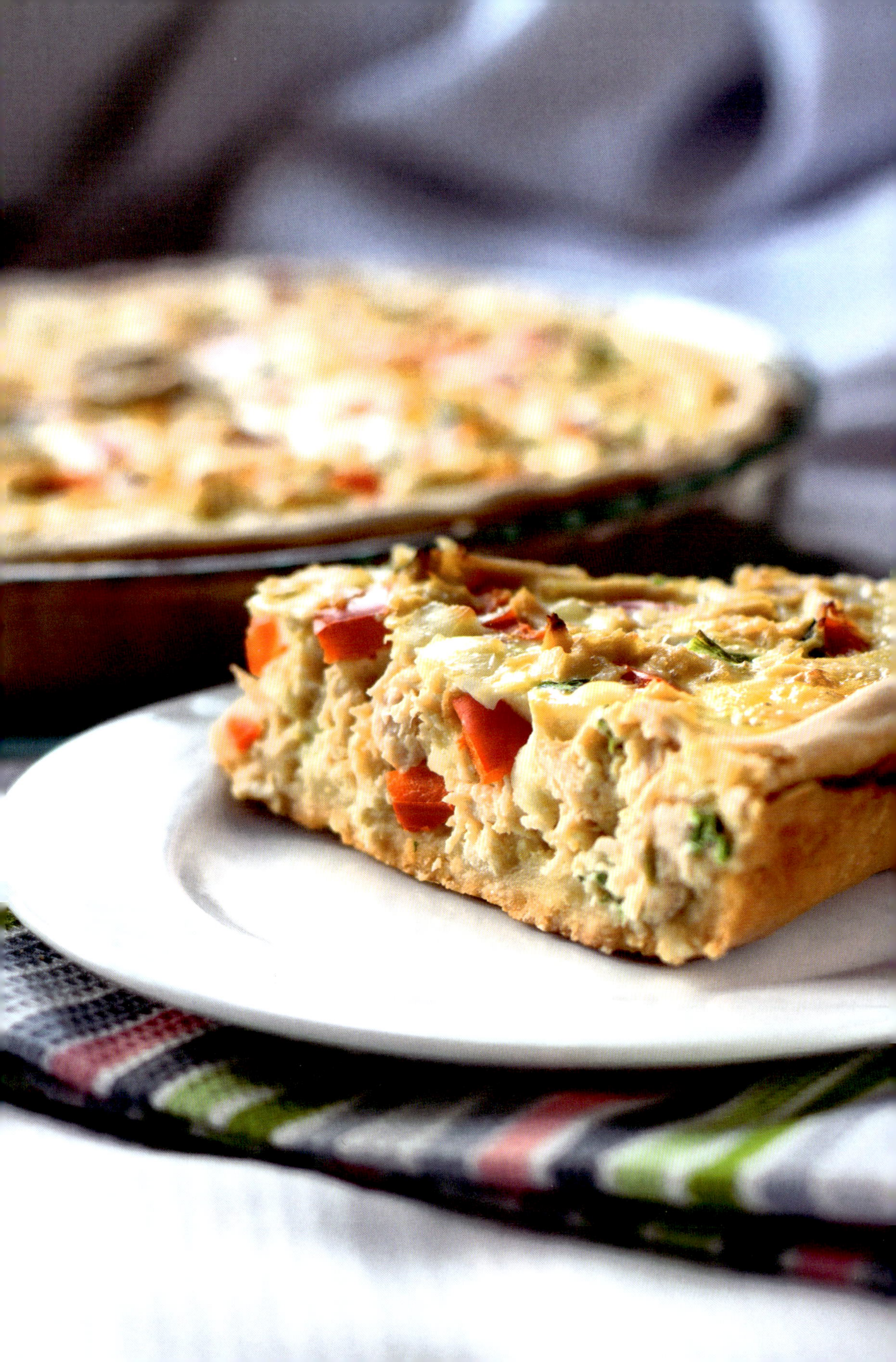

Molhos e cia.

22. Azeite anti-inflamatório

O azeite de oliva é rico em antioxidantes e polifenóis, tornando-se um aliado poderoso para a saúde mental graças à sua ação anti-inflamatória natural. Quando combinado com ingredientes como cúrcuma, gengibre e alho, potencializa ainda mais seus benefícios para o cérebro e o bem-estar emocional.

Ingredientes

- 1 xícara (chá/200 mL) de azeite extravirgem.
- 1 dente de alho picado ou 1 colher (chá/2 g) de alho em pó.
- 1 colher (chá/5 g) de gengibre fresco ralado (ou 1/2 colher/chá/1 g de gengibre em pó).
- 2 colheres (sopa/16 g) de cúrcuma (açafrão-da-terra) em pó.
- Pimenta-do-reino moída a gosto (ajuda na absorção da curcumina presente na cúrcuma).
- 1 ramo de alecrim fresco (opcional).

Modo de fazer

1. Em uma panela pequena, aqueça o azeite em fogo baixo com o alho picado e o gengibre por 2 minutos, apenas para liberar os aromas.
2. Acrescente a cúrcuma, a pimenta e, se desejar, o ramo de alecrim. Deixe em fogo baixo por mais 2 minutos, no máximo, mexendo ocasionalmente para não queimar.
3. Retire do fogo e espere esfriar. Coe para retirar o alho e o gengibre.
4. Armazene o azeite pronto em um recipiente hermético. Use para temperar saladas, legumes ou mesmo como um molho para pães.

Tempo de preparo: 10 minutos.
Rendimento: 1 xícara (chá/200 mL).

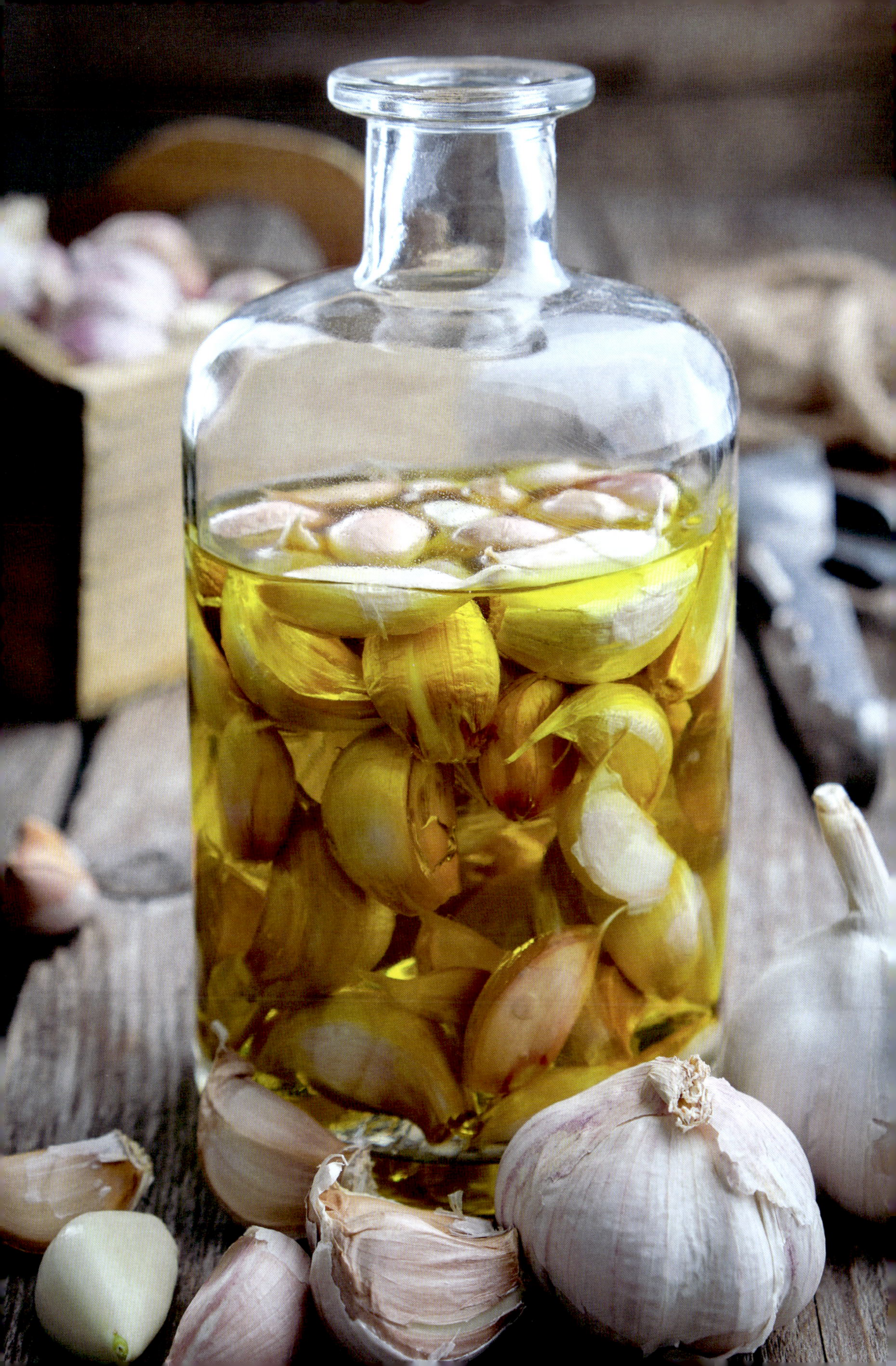

23. Molho de tahine com damasco

Este é um molho que oferece benefícios para o cérebro devido à combinação de nutrientes essenciais. O tahine é rico em gorduras insaturadas e magnésio, fundamentais para a saúde das células cerebrais e a comunicação neural. Além disso, contém antioxidantes, como a vitamina E, que protegem o cérebro contra danos. O damasco, por sua vez, é uma boa fonte de vitamina C e betacaroteno, substâncias que ajudam a reduzir a inflamação cerebral e a resguardar as células nervosas. Juntos, esses ingredientes favorecem a função cognitiva e a proteção cerebral.

Ingredientes

- 1/4 de xícara (chá/60 g) de tahine (pasta de gergelim).
- 1 colher (sopa/20 mL) de mel (ou melado).
- 1 colher (chá/5 mL) de suco de limão.
- 1/4 de xícara (chá/60 mL) de água (ajuste conforme a consistência desejada).
- 2 damascos secos (20 g), picados.
- 1 pitada de sal (opcional).
- 1/2 colher (chá/2 g) de cominho ou cardamomo (opcional, para dar um toque de sabor extra).

Modo de fazer

1. Em uma tigela, misture o tahine, o mel (ou melado), o suco de limão e o sal.
2. Adicione a água aos poucos, mexendo até alcançar a consistência cremosa desejada. Se preferir um molho mais líquido, adicione mais água.
3. Incorpore os damascos picados, misturando bem. Se quiser um molho mais homogêneo, processe os damascos junto ao tahine.
4. Acrescente os temperos conforme seu gosto.
5. Sirva com saladas, vegetais assados ou no pão.

Tempo de preparo: 10 minutos.
Rendimento: 1 xícara (chá/200 mL).

24. Molho de missô

O missô contém compostos antioxidantes, como as isoflavonas da soja, que ajudam a proteger o cérebro contra danos causados por radicais livres. Sua alta concentração de vitaminas do complexo B, especialmente a B12, também contribui para o bom funcionamento do sistema nervoso, auxiliando na prevenção de problemas como depressão e ansiedade.

Ingredientes

- 1/2 xícara (chá/100 g) de missô (pasta de soja fermentada).
- 1 colher (sopa/15 mL) de azeite extravirgem.
- 1 colher (chá/5 mL) de óleo de gergelim torrado.
- 1 colher (sopa/15 mL) de vinagre de arroz (ou vinagre de maçã).
- 1 colher (sopa/15 mL) de mel ou açúcar mascavo (opcional, para um toque adocicado).
- 1 colher (sopa/15 mL) de água (ajuste conforme necessário para a consistência desejada).

Modo de fazer

1. Em uma tigela, misture o missô com o azeite, o óleo de gergelim, o vinagre e o mel ou açúcar mascavo (opcional).
2. Adicione a água aos poucos, mexendo até obter uma consistência homogênea e fluida.
3. Ajuste o tempero conforme necessário, adicionando mais vinagre para acidez ou mel (ou açúcar mascavo) para doçura.

Tempo de preparo: 5 minutos.
Rendimento: de 4 a 6 porções.

25. Molho de iogurte

Os probióticos do iogurte ajudam a equilibrar a microbiota intestinal, impactando positivamente o humor e a produção de neurotransmissores, como a serotonina. O azeite extravirgem oferece gorduras saudáveis que reduzem a inflamação cerebral e promovem a função cognitiva. O alho, com suas propriedades antioxidantes, combate o estresse oxidativo, e o limão, rico em vitamina C, protege as células cerebrais e melhora o humor.

Ingredientes

- 1 pote (170 g) de iogurte natural sem açúcar (com apenas 2 ingredientes: leite e fermento lácteo).
- 2 colheres (sopa/30 mL) de azeite extravirgem.
- 1 dente de alho (3 g) picado.
- Suco de 1 limão.
- 1 colher (chá/1 g) de orégano seco.
- Sal e pimenta-do-reino a gosto.

Modo de fazer

1. Em uma tigela, misture o iogurte, o azeite, o alho, o suco de limão e o orégano.
2. Tempere com o sal e a pimenta.
3. Misture bem até obter um molho homogêneo.
4. Deixe descansar na geladeira por pelo menos 30 minutos antes de servir, para que os sabores se integrem.

Tempo de preparo: 10 minutos (+30 minutos de descanso).
Rendimento: de 4 a 6 porções.

26. Sofrito

Refogado de tomate, azeite, cebola e alho, usado como base em vários pratos da culinária mediterrânea para deixar as preparações mais saborosas, o sofrito é rico em substâncias antioxidantes e, por isso, um aliado não só da saúde do cérebro como de todo o organismo.

Ingredientes

- 3 colheres (sopa/30 mL) de azeite extravirgem.
- 1 cebola média (130 g) picada.
- 1/2 pimentão verde médio (60 g), cortado em cubos (opcional).
- 2 dentes de alho (6 g), picados.
- De 5 a 6 tomates maduros grandes (700 a 800 g), sem a pele e picados.
- 1 colher (chá/2 g) de páprica.

Modo de fazer

Aqueça uma frigideira em fogo médio. Cubra o fundo com o azeite e refogue a cebola. Adicione o pimentão (opcional) e refogue por mais 5 minutos, acrescentando mais azeite, se necessário. Junte o alho e refogue por mais 1 minuto. Junte o tomate e a páprica. Deixe no fogo por mais 10 minutos ou até obter um molho pouco espesso. Espere esfriar e armazene na geladeira. Use de 2 a 3 colheres para preparar risotos, sopas, refogados e recheios.

Tempo de preparo: 25 a 30 minutos.
Rendimento: cerca de 2 xícaras (480 g).

27. Mix de sementes

As sementes de abóbora, chia e linhaça, além de oferecerem ácidos graxos essenciais, ajudam a reduzir a inflamação e a melhorar a função cognitiva. O azeite de oliva e as especiarias como cúrcuma e páprica protegem o cérebro do estresse oxidativo, promovendo a saúde neuronal. Esse mix de nutrientes contribui para o controle do estresse, melhora o foco e apoia a prevenção de doenças neurodegenerativas.

Ingredientes

- 1 colher (sopa/10 g) de semente de chia.
- 1 colher (sopa/10 g) de semente de linhaça dourada.
- 1 colher (sopa/10 g) de semente de abóbora crua.
- 1 colher (sopa/10 g) de semente de girassol.
- 1/2 colher (chá/3 g) de sal.
- 1/4 de colher (chá/1 g) de cúrcuma em pó.
- 1/4 de colher (chá/1 g) de páprica defumada.
- 1/4 de colher (chá/1 g) de pimenta-do-reino preta.
- 1/2 colher (sopa/3 g) de raspas de casca de limão siciliano.
- 1 colher (sopa/15 mL) de azeite de oliva.

Modo de fazer

1. Em uma tigela grande, misture todos os ingredientes secos (sementes, sal, especiarias, raspas de limão).
2. Adicione o azeite, misture bem até que tudo esteja bem incorporado.
3. Espalhe a mistura em uma assadeira forrada com papel-manteiga ou untada com azeite.
4. Leve ao forno preaquecido a 180 °C. Asse por cerca de 10 minutos, mexendo de vez em quando até dourar uniformemente.
5. Retire do forno e espere esfriar. Guarde em um pote hermético para preservar a crocância.

Tempo de preparo: 10 minutos (+10 de forno).
Rendimento: 6 porções.

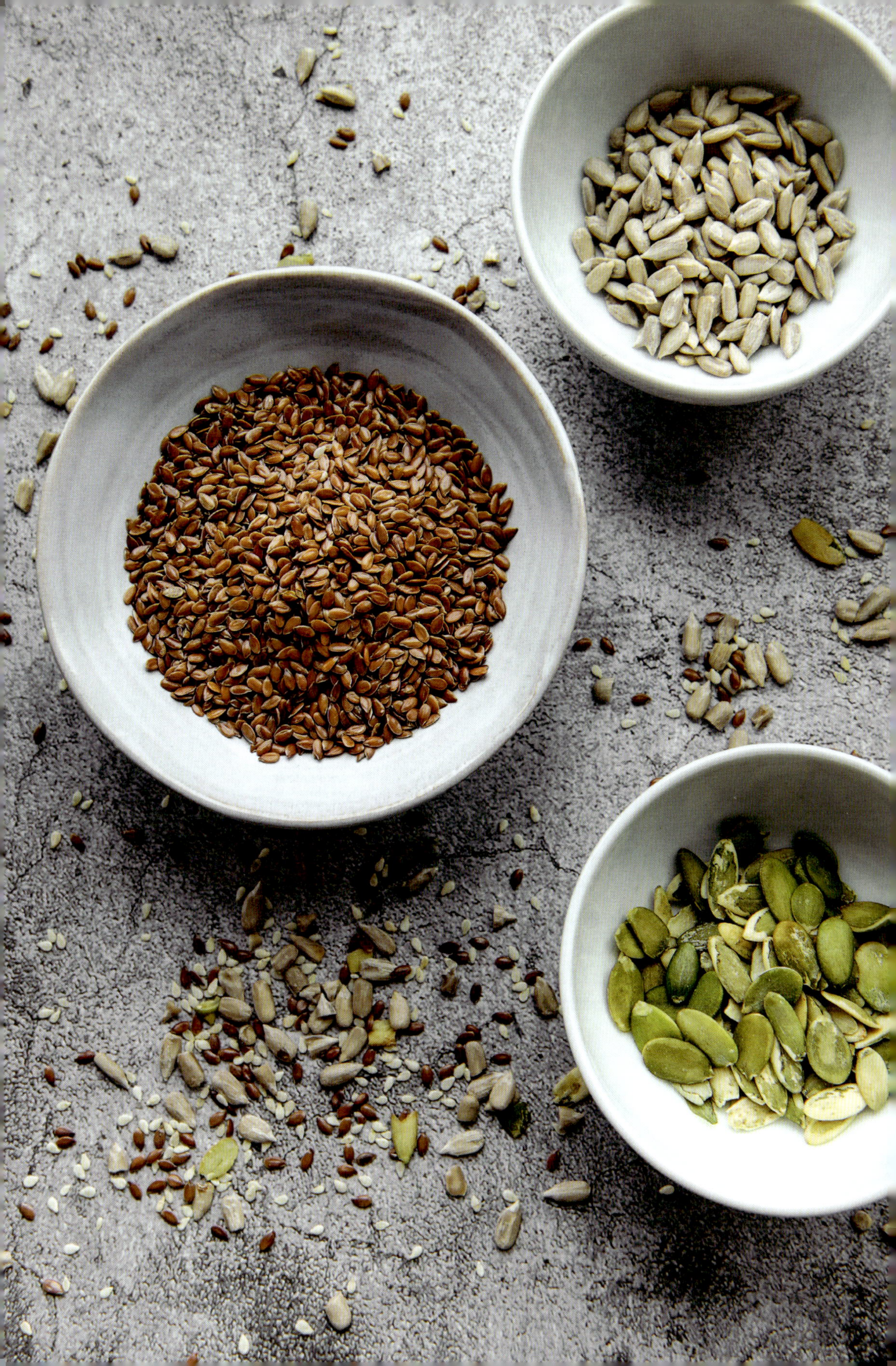

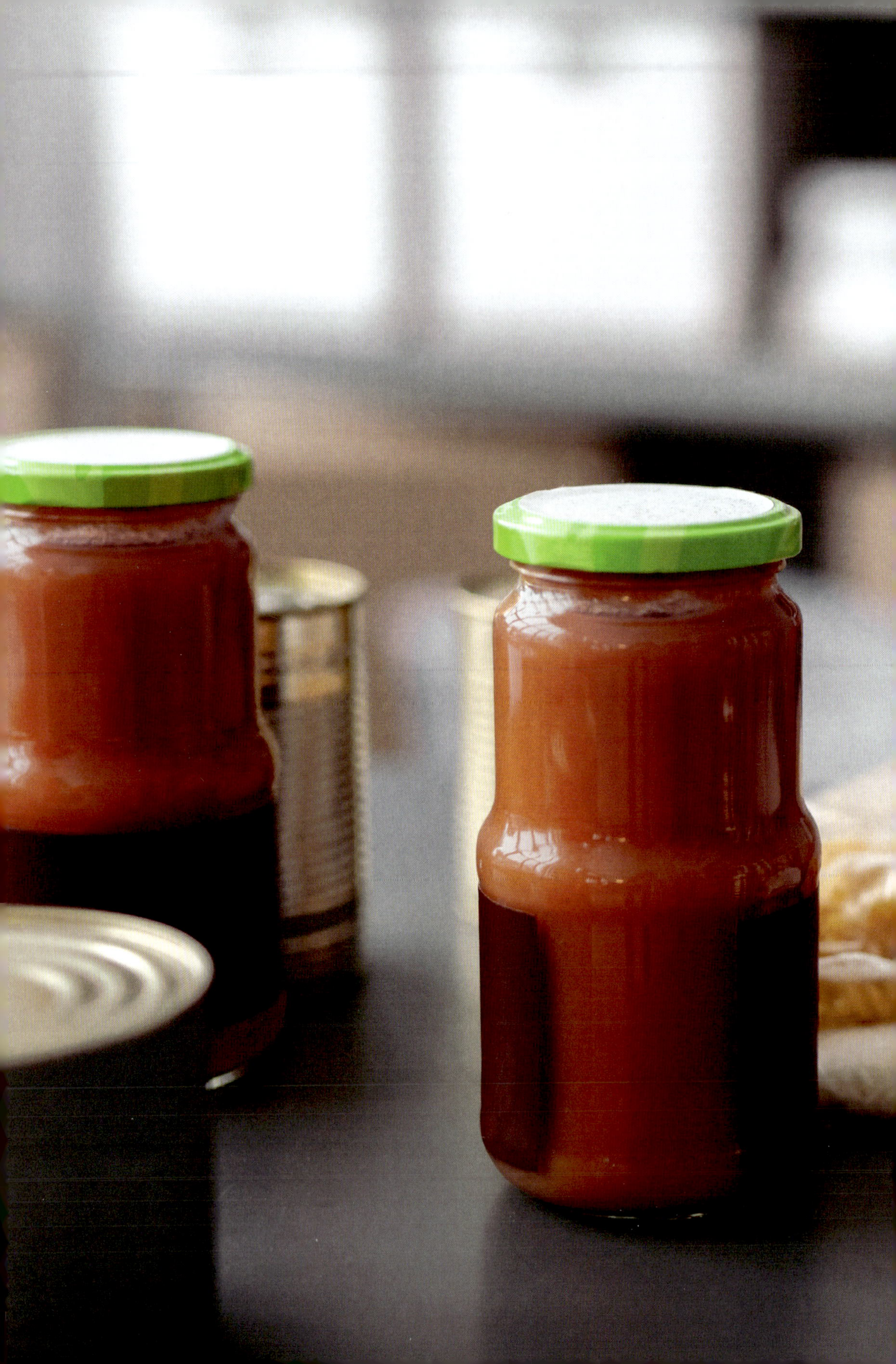

Capítulo 4

A diferença entre alimentos processados e ultraprocessados

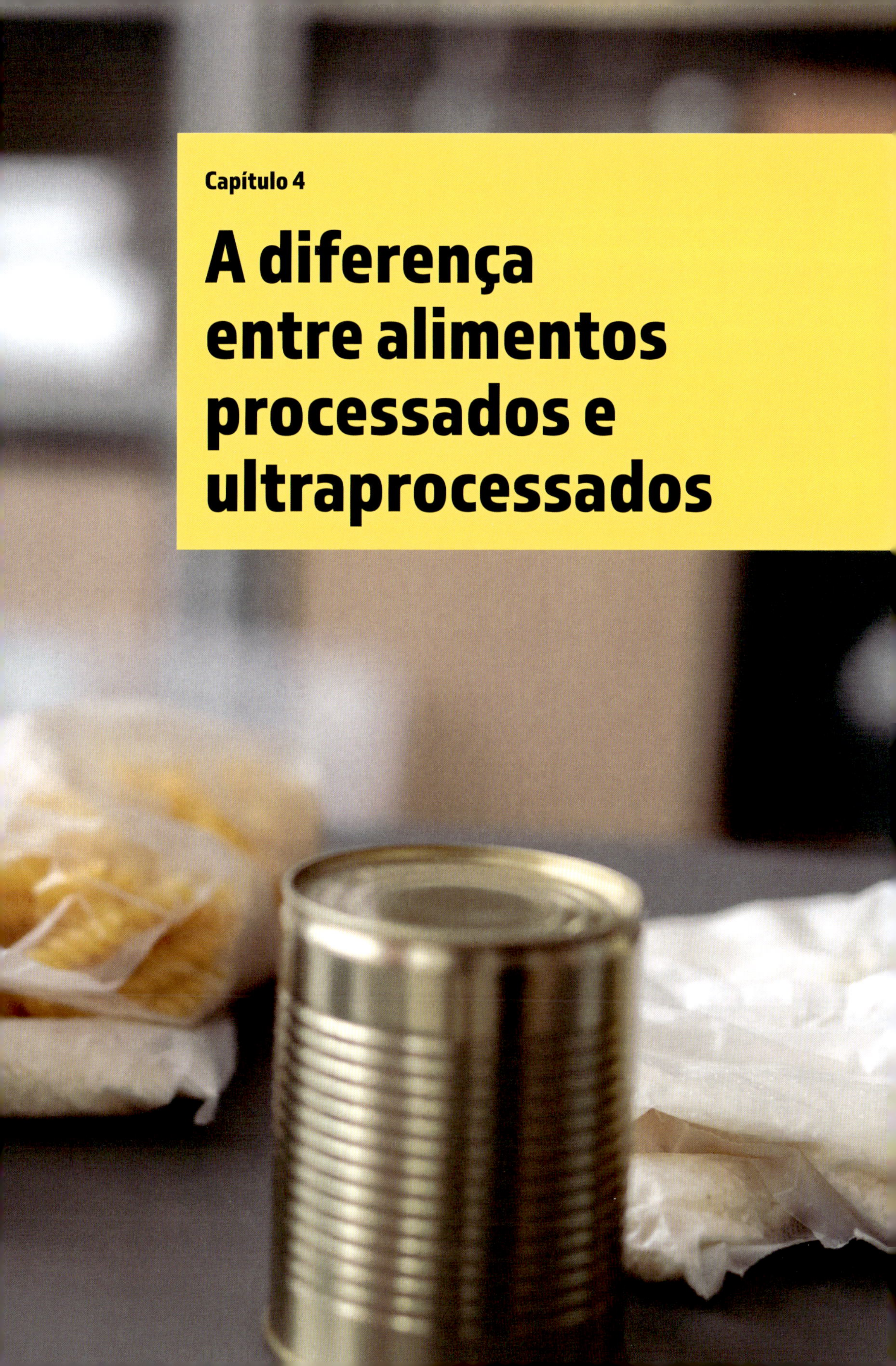

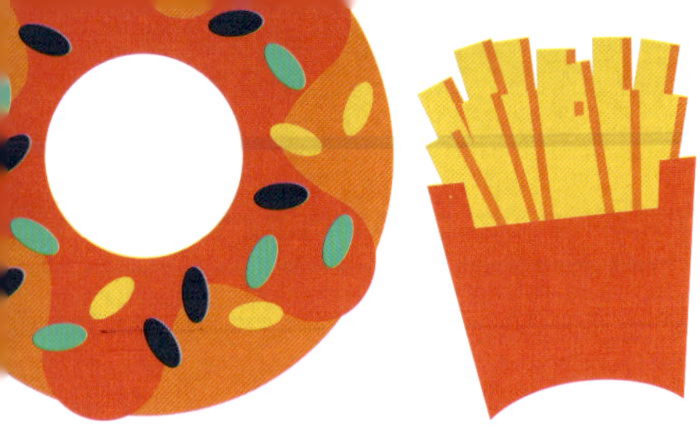

A dieta mediterrânea prioriza alimentos naturais para beneficiar a saúde mental, sem excluir totalmente os produtos industrializados. Alguns alimentos processados podem ser adequados, desde que seus rótulos sejam analisados com atenção. Já os ultraprocessados devem ser evitados, pois são ricos em aditivos e pobres em nutrientes essenciais, o que pode comprometer a saúde cerebral a médio e longo prazo. Entender essa diferença ajuda a fazer escolhas mais conscientes.

Processados são aqueles alimentos que foram modificados de sua forma original para se tornarem mais seguros, saborosos ou duráveis. Exemplos: pão, queijo, iogurte, vegetais congelados e carnes curadas. Embora tenham passado por algum nível de processamento, muitos desses alimentos ainda preservam seus nutrientes essenciais e podem fazer parte de uma dieta saudável quando consumidos com moderação.

Ultraprocessados são produtos alimentícios que passaram por múltiplos processos industriais e contêm aditivos como corantes, aromatizantes, conservantes e outros ingredientes artificiais. Exemplos: refrigerantes, salgadinhos, bolos embalados, embutidos (salsicha, salame, presunto), nuggets de frango e refeições prontas para consumo. Esses alimentos são frequentemente baixos em nutrientes essenciais e ricos em calorias, açúcar, gorduras saturadas e sódio. Diversos estudos comprovam que o consumo frequente de ultraprocessados está associado a um maior risco de obesidade, inflamação no corpo e sintomas depressivos.

Decifrando o rótulo dos alimentos

Ler as informações na embalagem ajuda a diferenciar alimentos processados dos ultraprocessados. Para facilitar essa tarefa, a Agência Nacional de Vigilância Sanitária (Anvisa) implementou novas regras de rotulagem nutricional. Uma das principais mudanças é o símbolo de lupa na parte frontal da embalagem, que funciona como um alerta visual rápido, indicando alto teor de nutrientes críticos, como açúcar adicionado, gordura saturada e sódio.

Outra medida recente para ajudar o consumidor a fazer escolhas conscientes é a obrigatoriedade de incluir, ao lado dos valores nutricionais por porção, uma coluna ou seção com os mesmos valores calculados para 100 g ou 100 mL do produto. Assim, fica mais fácil comparar a densidade nutricional entre diferentes alimentos, independentemente do tamanho da porção recomendada.

Quando não for possível fazer uma checagem completa do rótulo, preste atenção especial à lista de ingredientes: quanto mais longa e complexa, maior a chance de o alimento ser ultraprocessado. Essa análise, combinada com os alertas da lupa, ajuda você a entender melhor o que está consumindo e a escolher produtos mais saudáveis.

Informações nutricionais: item por item

As quantidades na tabela nutricional geralmente são calculadas para uma dieta de 2.000 calorias.

- **Porção (em g ou mL):** é a quantidade recomendada para manter uma alimentação equilibrada. Os valores nutricionais no rótulo se referem a essa porção, não ao pacote inteiro. Por exemplo, se um pacote de salgadinho tem 90 g, a tabela pode mostrar os valores para uma porção de 30 g. Assim, se você consumir o pacote todo, precisará multiplicar os valores por três para saber o total consumido.
- **Medida caseira:** fornece uma referência prática para estimar a quantidade consumida, como unidade, fatia, colher ou copo. Isso ajuda quem não tem balança em casa a interpretar melhor os dados nutricionais.
- **%VD (valor diário)**: indica a proporção de energia e nutrientes fornecidos por uma porção do alimento em relação a uma dieta padrão de 2.000 calorias. Serve para avaliar quanto um alimento contribui para as necessidades diárias de nutrientes.

- **Valor energético:** representa a quantidade de energia que o corpo obtém da porção consumida, expressa em calorias (kcal) ou quilojoules (kJ). A recomendação diária para um adulto saudável é de 2.000 calorias.
- **Carboidratos:** são a principal fonte de energia para o corpo, mas devem ser consumidos em quantidades adequadas. O excesso é armazenado como gordura. A necessidade diária estimada é de 300 g.
- **Proteínas:** essenciais para a construção e manutenção de tecidos, órgãos e células. Também promovem saciedade. A necessidade diária é de 75 g.
- **Gorduras totais:** importantes para o transporte de algumas vitaminas, mas devem ser consumidas com moderação para evitar ganho de peso. Incluem gorduras poli-insaturadas, monoinsaturadas, saturadas e trans. A necessidade diária é de 55 g.
- **Gorduras saturadas:** presentes em produtos de origem animal. O consumo excessivo pode elevar o risco de doenças cardiovasculares. A recomendação diária é de até 22 g.
- **Gorduras trans:** encontradas em alimentos industrializados, aumentam o risco de problemas cardíacos. A Anvisa recomenda limitar o consumo a 2 g por dia.
- **Fibras alimentares:** essenciais para o bom funcionamento do organismo, ajudam a controlar glicemia e colesterol, além de melhorar a função intestinal. A necessidade diária é de 25 g.
- **Sódio:** essencial para a regulação hídrica e o funcionamento cerebral, mas o excesso pode causar retenção de líquidos e hipertensão. A recomendação diária é de até 2.400 mL.
- **Lista de ingredientes:** apresenta todos os componentes do produto, listados em ordem decrescente de quantidade. Os primeiros ingredientes são os que aparecem em maior quantidade; os últimos, em menor. Importante: se os primeiros itens forem açúcar, gordura vegetal (geralmente hidrogenada) ou farinha de trigo, vale considerar outras opções. Consumidos em excesso, esses ingredientes fazem mal à saúde.

Diet, light e zero

Em geral, os rótulos dos produtos diet, light e zero são mais difíceis de decifrar, especialmente para quem ainda não consegue distinguir claramente as diferenças entre essas categorias. Vamos, então, repassar rapidamente cada um desses termos para esclarecer suas principais características e funções. Com exceção das pessoas com restrição ao açúcar, ressalto que, atualmente, com o avanço da nutrição, é possível adotarmos uma alimentação saudável sem depender exclusivamente desses produtos industrializados.

- **Diet:** são alimentos totalmente livres de algum ingrediente específico, como carboidrato, açúcar, sal, lactose ou gordura. Por isso, são indicados para quem precisa evitar esses nutrientes – por exemplo, diabéticos que precisam eliminar o açúcar. Mas atenção: para quem busca perder peso, as opções diet nem sempre são menos calóricas, pois outros ingredientes podem ser adicionados para compensar a ausência do nutriente removido, mantendo ou até aumentando o valor calórico.
- **Light:** produtos com, no mínimo, 25% menos calorias ou redução de algum nutriente, como gordura, açúcar ou sódio, em relação ao produto original.
- **Zero:** apresentam redução ou eliminação de algum componente, como açúcar, gordura ou sódio, mas não significa que estejam totalmente isentos. Por isso, pessoas com condições específicas, como diabetes, devem ler os rótulos com atenção para garantir que o produto não contenha o nutriente que precisam evitar.

Atenção, açúcar escondido!

Apesar da obrigatoriedade de o açúcar presente num alimento constar no rótulo, nem sempre o consumidor consegue identificá-lo, já que a indústria pode usar outras nomenclaturas para ele. São pelo menos 35 nomes diferentes para o açúcar adicionado para melhorar sabor, textura, prazo de validade e outras propriedades do produto. Dependendo do tipo, textura e consistência (açúcar simples, sólido ou granulado, líquido ou em xarope), a indústria pode colocar no rótulo os seguintes nomes:

Açúcar simples

Dextrose, frutose, galactose, glicose, lactose, maltose e sacarose.

Açúcar sólido ou granulado

Açúcar de beterraba, açúcar mascavo, açúcar cristal, açúcar de coco, açúcar de confeiteiro (também conhecido como açúcar em pó), xarope de glicose, frutose cristalina, açúcar demerara, dextrina, malte diastático, etil maltol, açúcar dourado, maltodextrina, açúcar branco refinado, açúcar granulado ou de mesa e açúcar light.

Açúcar líquido ou em xarope

Agave (néctar/syrup), melaço, xarope de arroz, caramelo, xarope de alfarroba, xarope de milho, açúcar de cana evaporado ou desidratado, xarope de ouro, mel, extrato ou xarope de malte, xarope de bordo, xarope de sorgo.

As características de cada tipo

Entenda as particularidades de alguns açúcares.

- **Açúcar ou sacarose:** tipo mais comum de açúcar, a sacarose (carboidrato simples extraído da cana de açúcar ou beterraba) é também chamada de "açúcar de mesa". Consiste em 50% de glicose e 50% de frutose e é encontrada em muitos alimentos, sobretudo sorvetes, doces, bolos, biscoitos, refrigerantes, conservas de frutas, carnes processadas, cereais matinais e ketchup.
- **Glicose e frutose:** mesmo sendo comuns e frequentemente encontrados juntos, esses dois açúcares têm efeitos diferentes no corpo. O primeiro pode ser metabolizado por quase todas as células, enquanto a frutose é quase 100% metabolizada no fígado. Estudos evidenciam os efeitos nocivos do alto consumo de frutose, dentre eles a resistência à insulina, a síndrome metabólica, a esteatose hepática não alcoólica (fígado gorduroso) e o diabetes tipo 2.
- **Xarope de milho:** amplamente utilizado na indústria alimentícia, tem alto teor de frutose e glicose. Produzido a partir do amido de milho, é encontrado em refrigerantes, pães, biscoitos, doces, sorvetes, bolos, barras de cereais e muitos outros alimentos.
- **Néctar de agave:** também chamado de xarope de agave, extraído de uma planta chamada agave, é frequentemente indicado como alternativa "saudável" ao açúcar, já que não aumenta tanto os níveis de açúcar no sangue, quando comparado a outras variedades. Mas contém de 70% a 90% de frutose e 10% a 30% de glicose.

"Doce" armadilha para o cérebro

Ainda falando sobre o açúcar, sua ingestão em doses moderadas é menos prejudicial do que a dos adoçantes artificiais. Entretanto, consumido em excesso, torna-se uma armadilha para o corpo e para a saúde do cérebro. Evidências recentes destacam os impactos negativos do consumo elevado desse ingrediente, que provoca inflamação, dificulta o controle da insulina, prejudica a memória e acelera o declínio cognitivo. O excesso também aumenta o risco de doenças neurodegenerativas.

Outro efeito preocupante do consumo exagerado de açúcar é o envelhecimento celular, causado pela glicação – processo em que moléculas de açúcar se ligam a proteínas e gorduras, formando compostos inflamatórios chamados AGEs (produtos finais de glicação avançada).

Esses compostos danificam as células, aumentam o estresse oxidativo e comprometem tecidos importantes, como pele e órgãos internos. A glicação reduz a produção de colágeno e elastina, pilares da firmeza e elasticidade da pele. O resultado? Mais rugas, flacidez e sinais de envelhecimento precoce. Além da estética, os AGEs elevam o risco de doenças crônicas, como diabetes, doença de Alzheimer e problemas cardiovasculares.

Vale um alerta: é fundamental diferenciar os tipos de açúcar. Os naturais, presentes nas frutas, vêm acompanhados de fibras, vitaminas e antioxidantes que equilibram os níveis de glicose e beneficiam o organismo. Já os açúcares adicionados, como os de refrigerantes e doces, são rapidamente absorvidos, sobrecarregam o fígado e favorecem a inflamação e o envelhecimento precoce.

Para controlar o desejo por doces, lembre-se de que o consumo excessivo pode gerar um ciclo de compulsão. Uma forma eficaz de reduzir esse risco é reservar as sobremesas para após uma refeição equilibrada, que contenha proteínas, gorduras e fibras – nutrientes que retardam a absorção do açúcar e proporcionam uma resposta glicêmica estável. Incluir alimentos ricos em proteínas no café da manhã, como ovos e queijos, também ajuda a estabilizar a glicose e a reduzir a vontade de doces ao longo do dia.

Outra estratégia é substituir o açúcar refinado por alternativas mais saudáveis, como mel de abelha, açúcar de coco, açúcar de maçã, melados de cana e tâmara, e estévia. Essas opções são menos prejudiciais e podem oferecer benefícios extras: o mel é rico em antioxidantes; os açúcares de coco e maçã têm índice glicêmico mais baixo; os melados e a tâmara são mais doces, exigindo menor quantidade; e a estévia, adoçante natural, não altera os níveis de glicose. O ideal, no entanto, é treinar o paladar para dispensar adoçantes, até mesmo no café, processo que pode ser feito gradualmente e com facilidade.

Nos dias em que abrir mão da sobremesa parece mais difícil, escolha doces à base de frutas, sem cremes gordurosos, como doce de banana ou picolé de frutas. Outra boa opção é o chocolate amargo, com pelo menos 70% de cacau, que é um excelente aliado da saúde do cérebro.

Antes mesmo de verificar no rótulo a quantidade de açúcar e demais ingredientes, é importante adotar outro cuidado: avaliar o material da embalagem onde o alimento está armazenado.

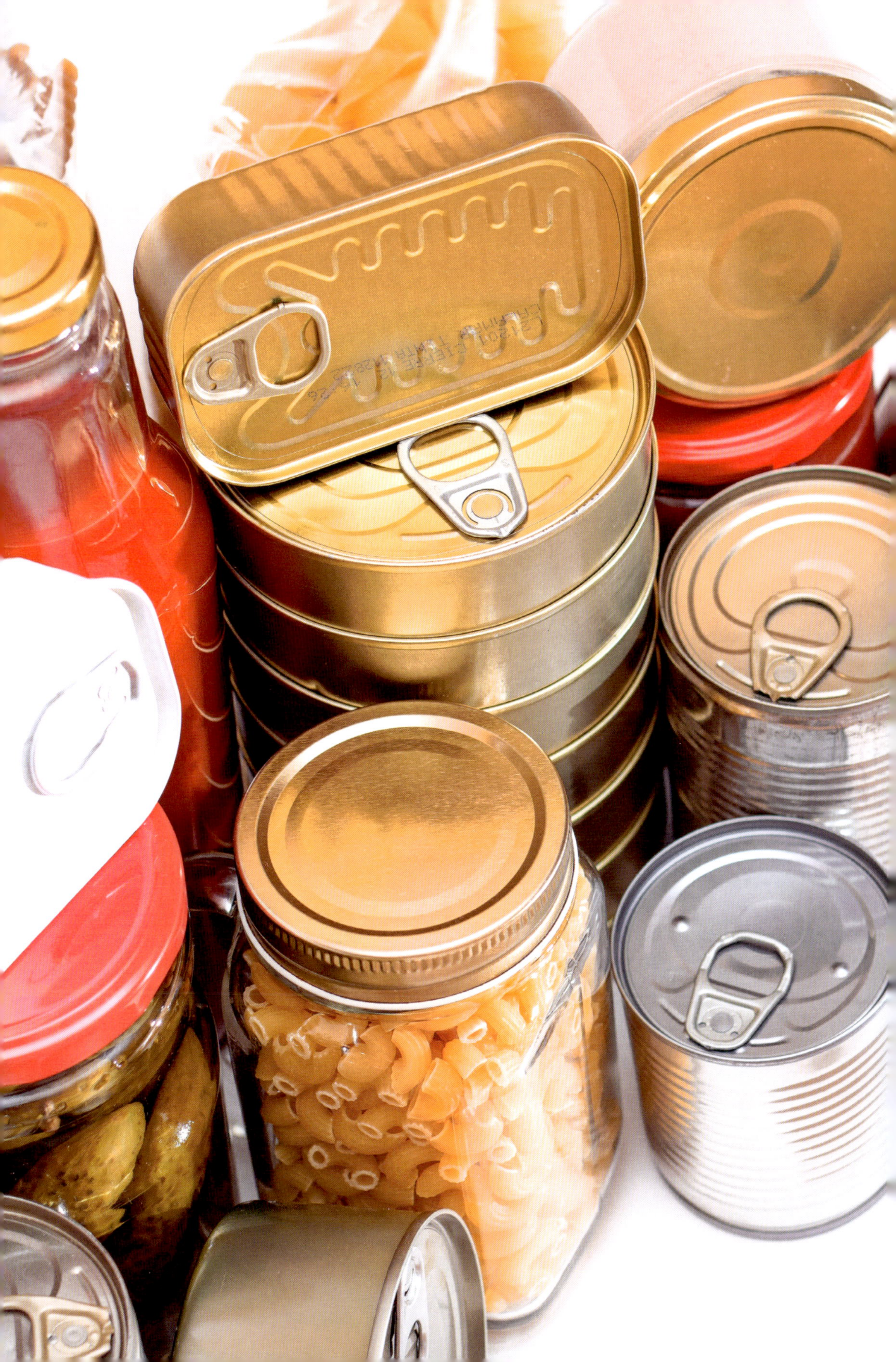

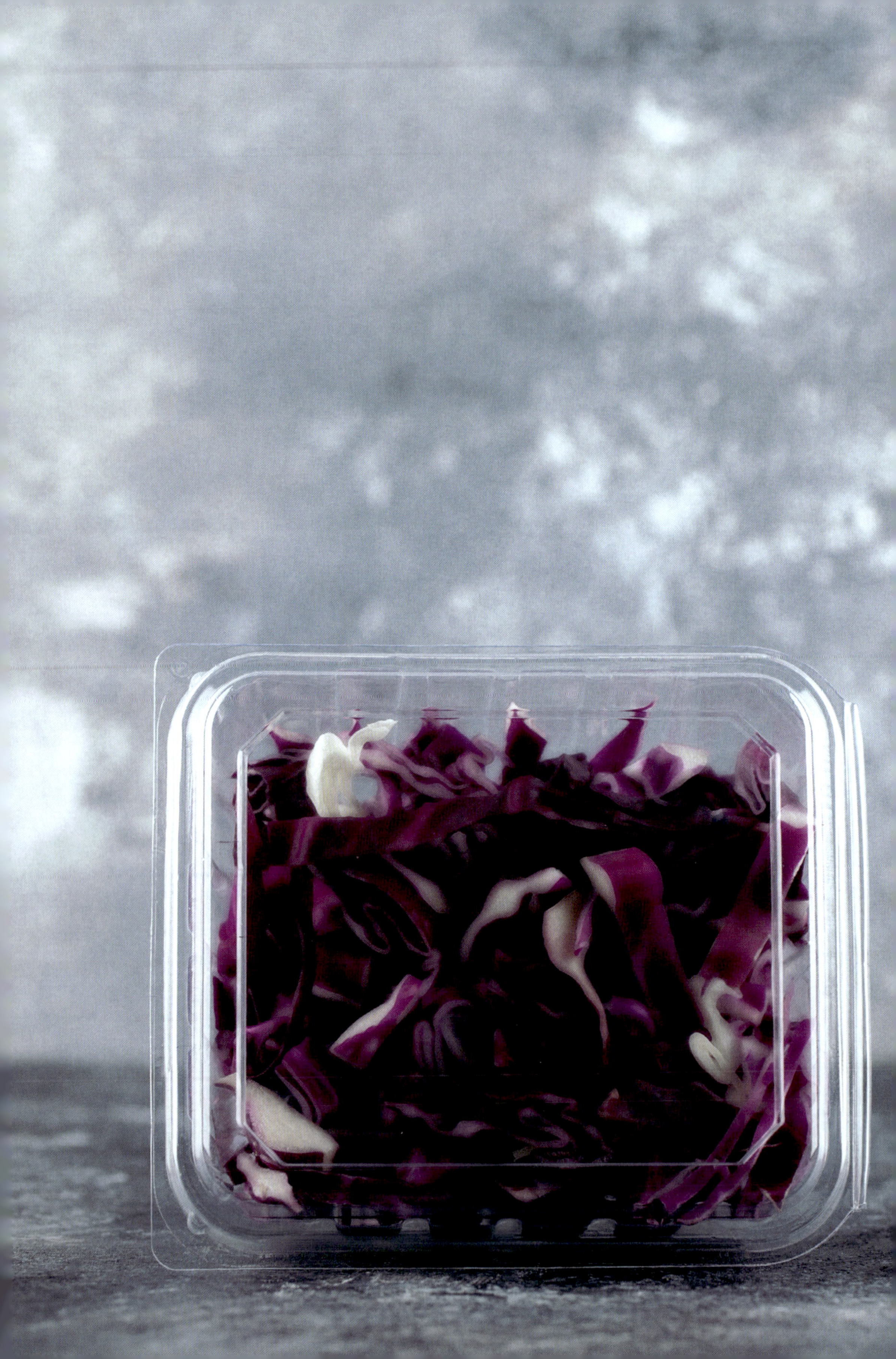

Capítulo 5

O perigo invisível das embalagens de plástico

Recipientes de plástico, frequentemente escolhidos pela indústria pela praticidade e pelo baixo custo, podem representar um risco significativo à saúde. Essa preocupação está relacionada, sobretudo, à presença de disruptores endócrinos – substâncias químicas que interferem no equilíbrio hormonal do corpo e são comuns em muitos tipos de plásticos.

Os disruptores endócrinos, como o bisfenol A (BPA) e os ftalatos, são utilizados para conferir flexibilidade e durabilidade às embalagens plásticas. No entanto, quando esses recipientes entram em contato com os alimentos, especialmente quando aquecidos ou armazenados por longos períodos, pequenas quantidades de substâncias nocivas podem ser liberadas, migrando para o que será consumido. O problema é que esses compostos químicos têm efeito cumulativo e, a médio e longo prazo, podem mimetizar ou bloquear a ação de hormônios naturais, interferindo diretamente no sistema endócrino, que é responsável por regular funções essenciais como metabolismo, crescimento e reprodução.

O impacto dessa exposição não deve ser subestimado. Estudos científicos mostram que a ingestão regular de alimentos contaminados por disruptores endócrinos está associada a uma série de problemas de saúde, que incluem:

- **Obesidade:** a presença de disruptores endócrinos pode interferir na diferenciação do adipócito e nos mecanismos de homeostase do peso, contribuindo para o ganho excessivo de peso.
- **Saúde reprodutiva/endócrina:** a exposição a essas substâncias pode aumentar o risco de cânceres hormônio-dependentes, como câncer de mama e câncer de próstata, além de contribuir para condições como endometriose, infertilidade e diabetes.
- **Saúde imune/autoimune:** esses compostos podem aumentar a suscetibilidade a infecções e ao desenvolvimento de doenças autoimunes.

- **Saúde cardiopulmonar:** a exposição a disruptores endócrinos está relacionada a condições como asma, doenças cardíacas, hipertensão e infarto.

A contaminação por microplásticos é um problema crescente também para a saúde do cérebro.

Os efeitos dos microplásticos no cérebro

A exposição a esses compostos pode induzir estresse oxidativo e inflamação, fatores que contribuem para o desenvolvimento de doenças neurodegenerativas, como doença de Alzheimer e doença de Parkinson, além de distúrbios como o transtorno de déficit de atenção e hiperatividade (TDAH) e dificuldades de aprendizado. Os microplásticos podem, ainda, promover a agregação de proteínas beta-amiloide e alfa-sinucleína, marcadores típicos de degeneração cerebral.

Pesquisas sugerem que cerca de 0,5% do nosso cérebro já pode conter microplásticos. Um estudo[50] recente da Universidade do Novo México revelou a presença média de 4.800 mcg de microplásticos por grama de tecido cerebral em adultos. Essas partículas conseguem passar pela barreira hematoencefálica (BHE), que normalmente protege o cérebro das toxinas, e se acumulam, causando efeitos neurotóxicos. Além disso, os microplásticos podem interferir no eixo microbiota-intestino-cérebro (EMIC), alterando negativamente a composição da microbiota intestinal e ampliando os efeitos prejudiciais à saúde cerebral.

Diante desse cenário, é importante estarmos atentos à escolha das embalagens, bem como aos recipientes utilizados em casa. Sempre que possível, opte por embalagens de vidro, inox ou cerâmica ao comprar, armazenar ou aquecer alimentos. Quando não houver alternativa, escolha embalagens plásticas claramente rotuladas como livres de BPA e ftalatos. São precauções simples, mas que ajudam a reduzir a exposição a essas substâncias nocivas à saúde neurológica.

Além dos alimentos e embalagens, preste atenção nos cosméticos, produtos de higiene pessoal e limpeza. Muitos desses itens contêm substâncias químicas que atuam como disruptores endócrinos. Exemplos incluem parabenos, ftalatos e triclosan, presentes em desodorantes, xampus e sabões.

Para minimizar a exposição, prefira cosméticos e produtos de higiene e limpeza que sejam naturais e livres de aditivos químicos. Verifique os rótulos e busque alternativas mais saudáveis e seguras, que não só protejam a sua saúde, mas também contribuam para o bem-estar do planeta.

Danos dos disruptores endócrinos em crianças

Durante a gestação, a atenção à alimentação e à exposição a substâncias químicas deve ser redobrada, pois os efeitos podem ser ainda mais prejudiciais ao desenvolvimento fetal. O consumo de alimentos ultraprocessados, que frequentemente contêm ácido propiônico (PPA), e a contaminação por microplásticos têm sido associados ao aumento do risco de transtornos do espectro autista (TEA). Altos níveis de PPA podem alterar a arquitetura neuronal do feto e intensificar a inflamação, fatores que contribuem para o surgimento de condições neurológicas como o autismo.

Outra preocupação significativa é o consumo de alimentos cultivados com defensivos agrícolas, como o glifosato. Esse herbicida amplamente utilizado na agricultura convencional pode imitar hormônios naturais ou bloquear seus receptores, resultando em desregulação hormonal. Estudos indicam que a exposição ao glifosato durante a gestação e a infância está ligada ao aumento do risco de TDAH e TEA, além de comprometer a formação cerebral e o desenvolvimento cognitivo e emocional das crianças.

Embora o acesso a alimentos orgânicos seja limitado em algumas regiões do Brasil, priorizar essas opções sempre que possível é recomendável. Alimentos livres de agrotóxicos evitam a ingestão de substâncias nocivas e tendem a ser mais ricos em nutrientes e antioxidantes. Esses benefícios contribuem para a diversificação da microbiota intestinal, com impactos positivos na saúde física e mental.

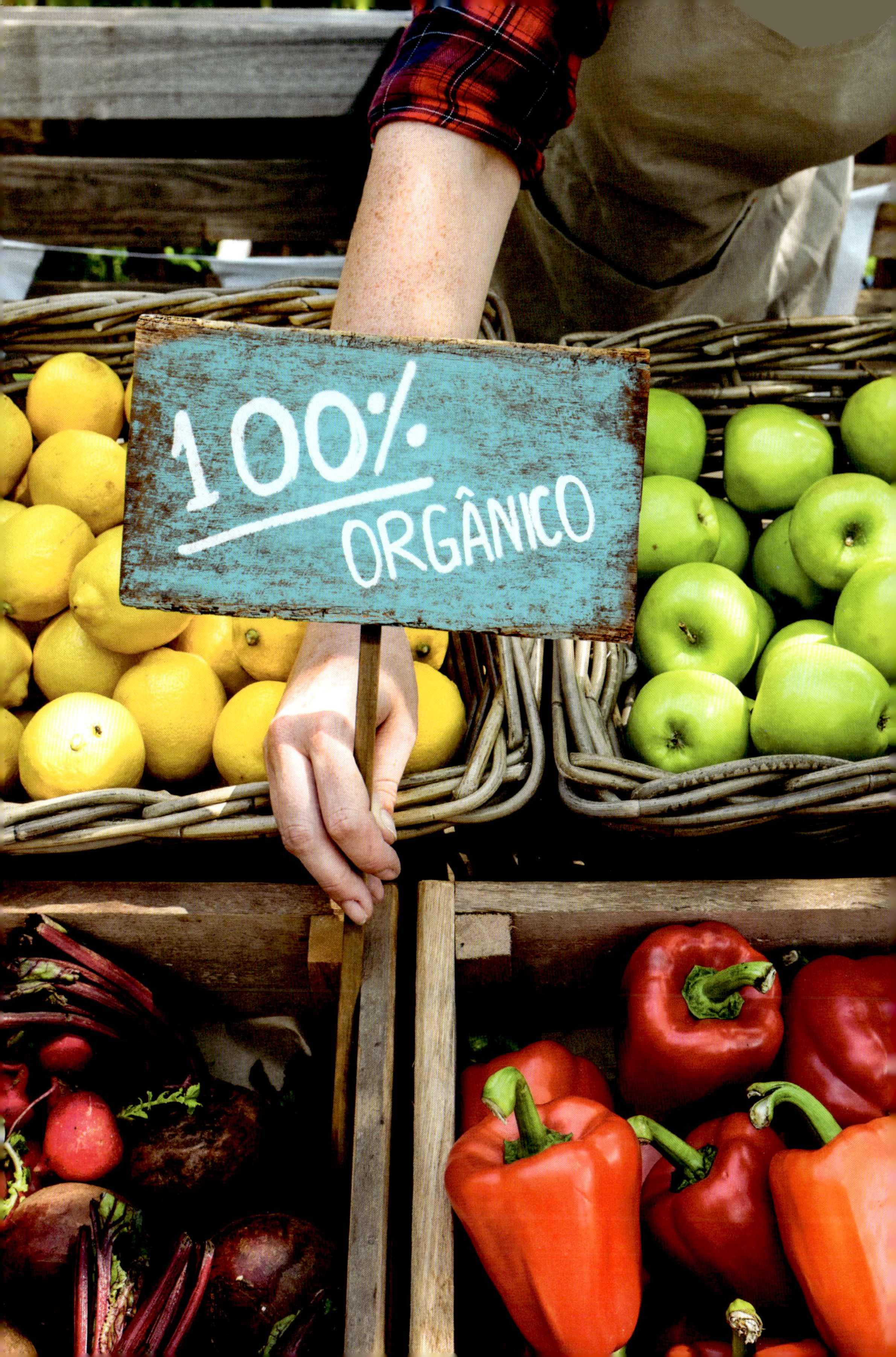
100%
ORGÂNICO

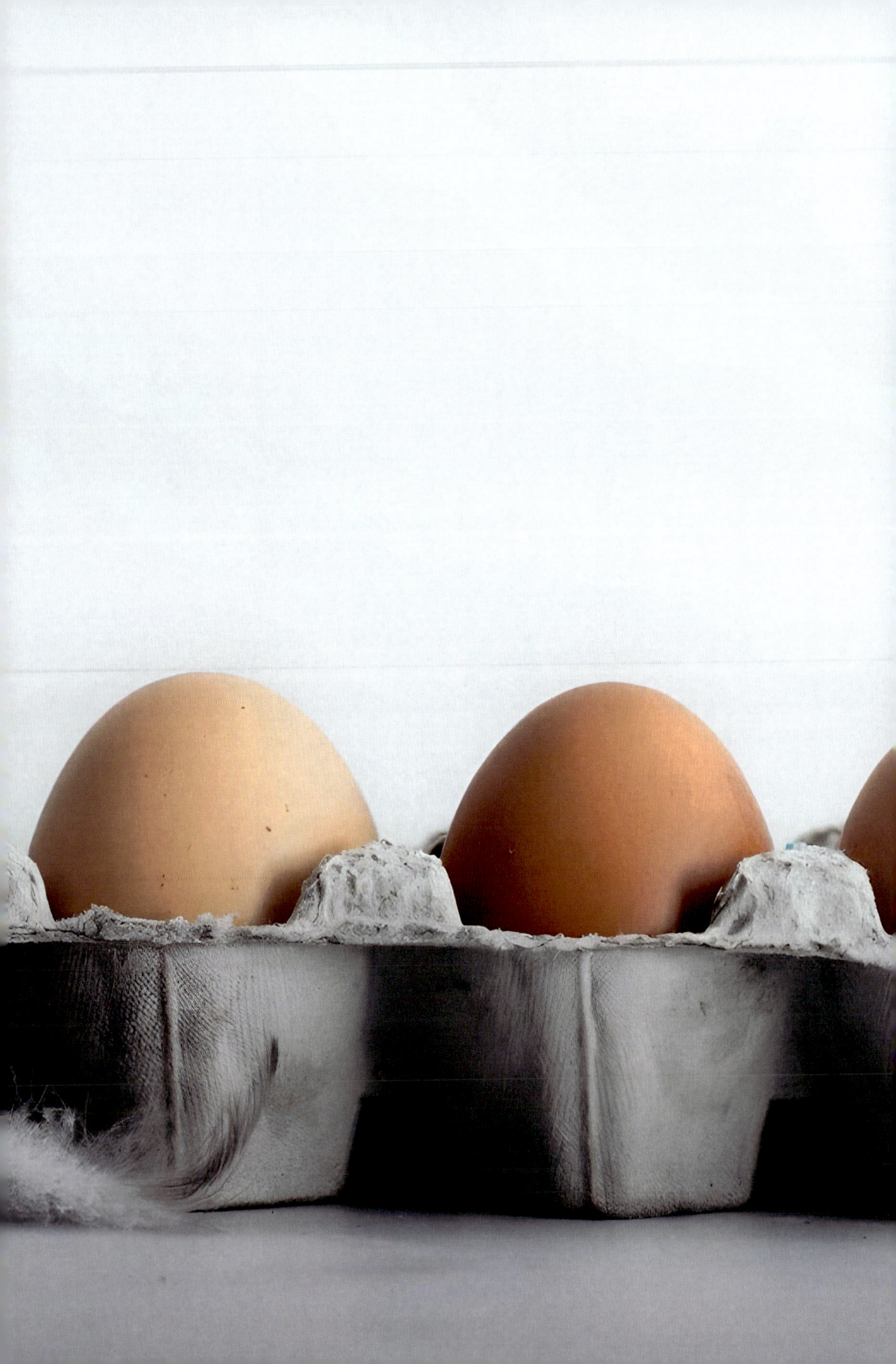

Capítulo 6

Grandes mitos da nutrição

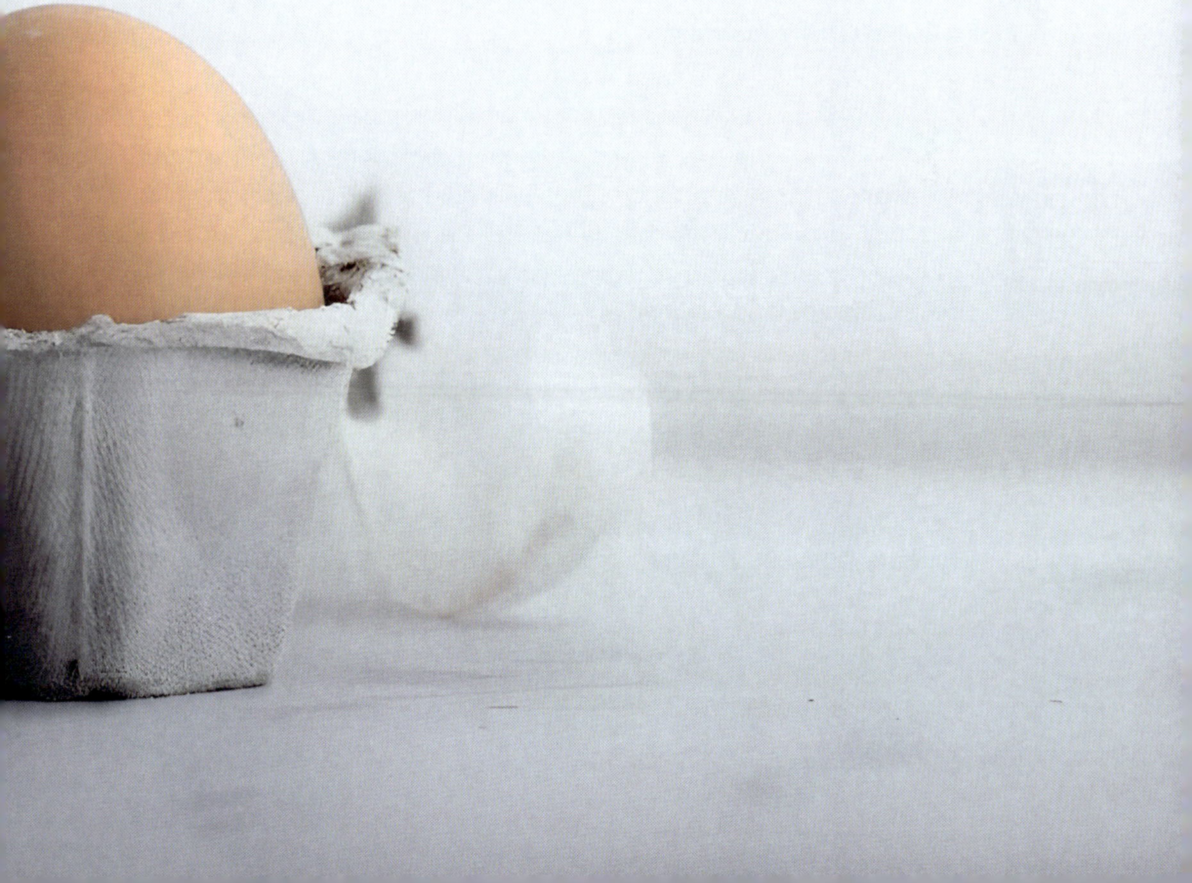

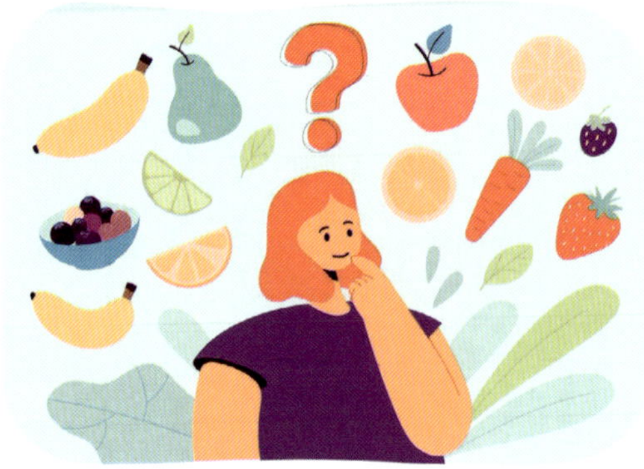

Como vimos ao longo do livro, na nutrição, "1 + 1 nem sempre é 2". Ou seja, a resposta pode não ser direta. Nosso corpo funciona como um sistema interligado, em que várias reações acontecem ao mesmo tempo e uma pode impactar a outra. Por isso, o que comemos nem sempre é absorvido da maneira que esperamos. Ao nos alimentarmos, nosso organismo precisa digerir, absorver os nutrientes, metabolizar o que foi ingerido e eliminar os resíduos. No entanto, se o intestino estiver desequilibrado, como no caso da disbiose (desequilíbrio na microbiota intestinal), alguns alimentos não são fermentados corretamente pelas bactérias benéficas, o que aumenta a produção de substâncias que ativam a via de estresse no corpo e prejudica a função das enzimas digestivas. Isso pode prejudicar a absorção dos nutrientes e, no caso dos alimentos não digeridos, causar acúmulo no intestino, agravando o desequilíbrio e perpetuando um ciclo de má digestão e disbiose.

Da mesma forma, não existem respostas exatas quando se trata dos carboidratos. Os carboidratos simples, por exemplo, interagem com nosso organismo de maneira distinta dos carboidratos complexos. Além disso, cada pessoa apresenta uma bioquímica única, fazendo que um mesmo alimento possa provocar impactos diferentes em cada um de nós. Essas variações individuais desafiam a noção simplista de alimentos "mocinhos" e "vilões".

Aqui, o objetivo é desmistificar alguns desses conceitos e esclarecer as dúvidas mais comuns, sempre com base em evidências científicas. Com isso, espero ajudar você a fazer escolhas alimentares mais conscientes e adaptadas às suas necessidades individuais.

Os carboidratos são sempre vilões

Mito. Apesar da má fama, os carboidratos são essenciais para o funcionamento do corpo. Tanto os simples quanto os complexos se transformam em glicose, a principal fonte de energia para as células, especialmente para as células nervosas. Porém, pensando em saúde digestiva e, consequentemente, bem-estar mental, os mais recomendados são os carboidratos complexos. Ricos em fibras, eles ajudam a regular o trânsito intestinal, promovem a saciedade e podem auxiliar no controle do peso. São encontrados em grãos integrais (como aveia, arroz integral, quinoa, milho), leguminosas (feijões, lentilha, grão-de-bico), vegetais, frutas, nozes e sementes.

Alguns carboidratos complexos também são ricos em amido resistente, celulose e hemicelulose – espécies de fibra que atuam como prebióticos, promovendo o crescimento de bactérias benéficas no intestino. Além disso, ao serem fermentados, esses carboidratos produzem ácidos graxos de cadeia curta (AGCC) que fortalecem a imunidade e promovem o equilíbrio do EMIC. Estão presentes em tubérculos (como inhame, cará, mandioquinha, batata-doce) e na farinha de banana verde.

Os carboidratos complexos ainda têm a vantagem de serem absorvidos gradualmente, causando menor impacto na glicemia. Já os simples, por conterem menos fibras, são convertidos rapidamente em glicose, podendo causar picos de açúcar no sangue. Por isso, consuma-os com moderação, preferencialmente antes de atividades físicas intensas. O consumo excessivo e frequente de carboidratos simples pode, ao longo do tempo, sobrecarregar o pâncreas, que passa a produzir menos insulina (hormônio responsável por levar o açúcar para dentro das células). Além disso, as células podem se tornar resistentes à ação desse hormônio, o que faz que a glicose, ao invés de ser eficientemente usada na célula como energia, fique em grande parte na circulação, causando glicotoxicidade. Esse efeito está associado a diversos problemas de saúde, incluindo o aumento do risco de diabetes tipo 2 e o acúmulo de gordura abdominal persistente – aquela barriguinha que não some nem quando você pega pesado na academia. Os carboidratos simples estão presentes em alimentos feitos com farinha refinada e doces, como chocolate branco, balas, refrigerantes e sucos industrializados.

Índice glicêmico é o mesmo que carga glicêmica

Mito. Embora muita gente pense que se trata da mesma coisa, esses conceitos são distintos e complementares. O índice glicêmico (IG) mede a velocidade com que os carboidratos elevam os níveis de glicose no sangue, utilizando uma escala de 0 a 100. Alimentos com IG alto (geralmente acima de 70) provocam um aumento rápido nos níveis de glicose, o que pode ser particularmente relevante para quem precisa controlar a glicemia.

Por outro lado, a carga glicêmica (CG) considera não apenas essa velocidade, mas também a quantidade total de carboidratos presentes em uma porção de alimento. A fórmula para calcular a CG é:

$$CG = \frac{IG \times \text{Quantidade de carboidratos (g)}}{100}$$

Ou seja, a CG oferece uma visão mais completa de como uma refeição ou um alimento impacta a glicemia. Por exemplo, a melancia é uma fruta de alto IG, enquanto a banana apresenta um IG médio. No entanto, 100 g de melancia contém apenas 6,2 g de carboidratos, enquanto 100 g de banana têm 23,4 g. Isso significa que, embora a melancia tenha um IG alto, sua CG é menor do que a da banana.

Fatores que influenciam o IG e a CG

O impacto glicêmico pode variar dependendo de diversos fatores, incluindo sua resposta metabólica individual.

- **Processamento:** os alimentos integrais geralmente têm menores IG e CG comparados aos processados.
- **Método de preparo:** alimentos crus tendem a ter menor CG que os cozidos.
- **Tempo de cozimento:** cozinhar por mais tempo ou processar demais os alimentos geralmente aumenta seu IG. Sugestão: prefira comer o macarrão al dente, garantindo um menor impacto glicêmico.
- **Estado físico:** alimentos sólidos costumam ter menor CG que os líquidos. Por isso, é mais recomendado comer a fruta inteira do que transformá-la em suco.
- **Composição nutricional:** alimentos ricos em fibras, gorduras e proteínas (como carnes, ovos, leite e derivados, óleos e gorduras) têm menor CG.
- **Tamanho da porção:** quantidades menores de comida resultam em menor CG.
- **Maturação:** frutas menos maduras geralmente têm menor IG que as muito maduras.

- **Combinações de alimentos:** juntar carboidratos com proteínas, gorduras ou fibras pode reduzir o IG geral da refeição. O cardápio inspirado na dieta mediterrânea, apresentado no Capítulo 3, segue esse princípio. A seguir, confira mais opções.

Estratégias para o controle glicêmico

Consuma carboidratos com proteínas ou gorduras. Seguem alguns exemplos de combinações, para as diferentes refeições:

Café da manhã

- Torrada integral com abacate e ovo.
- Iogurte natural com frutas vermelhas e sementes de chia.
- Mingau de aveia com leite vegetal e amêndoas.

Lanches

- Pão com frango.
- Cenoura cortada em palito com homus.
- Banana com uma fatia de queijo.

Refeições principais

- Arroz integral com frango grelhado e legumes.
- Batata-doce assada com atum e azeite.
- Quinoa com tofu e vegetais salteados.

Sobremesas

- Maçã com castanhas (ou pasta de amendoim).
- Morangos com iogurte grego (sem açúcar) e nozes.
- Pera com queijo cottage e canela.

Snacks pré ou pós-treino

- Smoothie de banana com folhas verde-escuras (espinafre, couve ou rúcula) e whey protein.
- Torrada integral com pasta de amendoim e rodelas de banana.
- Mix de frutas secas e castanhas.

Lembre-se: a chave é equilibrar os carboidratos com proteínas e/ou gorduras saudáveis para promover uma liberação mais gradual de glicose no sangue, ajudando a manter níveis glicêmicos mais estáveis ao longo do dia.

Baixo, médio e alto IG

Confira na tabela quais alimentos priorizar, moderar e evitar para controlar melhor o índice glicêmico.

Tabela 4 Alimentos para priorizar, moderar e evitar segundo o IG

PRIORIZAR ALIMENTOS COM BAIXO IG (0-59)	**MODERAR** ALIMENTOS COM MÉDIO IG (60-79)	**CUIDADO, EVITAR** ALIMENTOS COM ALTO IG (80-100)
Vegetais folhosos (alface, espinafre, rúcula, agrião)	Abacaxi	Arroz papa (muito cozido)
Carnes (gado, aves e peixes)	Arroz branco	Baguete francesa/pão francês
Centeio	Banana	Batata inglesa cozida, assada, frita
Cereja fresca	Batata doce	Beterraba
Amora	Biscoito de água	Biscoito doce
Framboesa	Biscoito integral (com fibras)	Biscoito recheado
Mirtilo	Bolo de frutas (sem açúcar)	Bolo comum (com açúcar)
Cevada	Beterraba	Cereal matinal com açúcar (Corn Flakes, Granola, Muesli)
Castanhas e oleaginosas	Cenoura	Croissant
Chia	Damasco seco	Cuscuz
Leguminosas (feijões, grão-de-bico, soja, lentilha, ervilhas, amendoim)	Pão integral	Doces feitos com açúcar (chocolates, doces em calda, frutas cristalizadas)
Farelo de trigo	Pão de centeio	Farinha de trigo refinada
Farelo de aveia	Macarrão branco	Farinhas refinadas (amido de milho, fécula de batata, polvilho doce e polvilho azedo)
Farinha de linhaça	Macarrão Integral	Maltose
Iogurte (sem açúcar)	Massas com carne (p. ex., ravioli de carne)	Mamão papaia
Leite de soja	Nhoque	Manga
Leite com farelo de trigo ou de aveia	Sopa de feijão	Mel
Maçã	Cereal à base de farelo de trigo sem açúcar (All Bran®, Nesfit®, Fiber One®)	Melancia
Pera	Suco de frutas natural (sem açúcar)	Mingau de aveia
Abacate	Inhame	Muffin
Açaí (puro)	Mandioca	Pão de farinha de trigo refinada (pão francês, de hambúrguer, de hot dog etc.)
Milho cozido	Melão	Pão de semolina
Pêssego fresco	Kiwi	Passas (uva passa, banana passa, tâmara seca)
Sopa de tomate	Laranja	Pêssego enlatado com calda de açúcar
Tofu	Mexerica	Refrigerante (com açúcar)
Ovos	Goiaba	Sorvete
Aspargos	Sorvete light (com pouco açúcar)	Suco industrializado (com açúcar)
Cenoura crua	Uvas	Suco de uva integral
	Yakult®	Tapioca
	Chocolate amargo (> 70% cacau)	Açúcar (refinado, mascavo, demerara, orgânico)

Todas as gorduras são ruins

Mito. Assim como os carboidratos, as gorduras desempenham um papel importante no nosso organismo. O segredo está em compreender os diferentes tipos (insaturadas, saturadas e trans) e seus efeitos no corpo. Consideradas essenciais (não são produzidas pelo nosso organismo), as gorduras insaturadas têm propriedades anti-inflamatórias e são benéficas para o sistema cardiovascular. São encontradas em alimentos como peixes (especialmente os ricos em ômega-3), castanhas, nozes, azeite de oliva, sementes (como chia e linhaça) e abacate. Já as gorduras saturadas, especialmente quando consumidas em excesso, podem aumentar o risco de doenças cardiovasculares e diabetes (sim, não é só o açúcar que oferece o risco de diabetes). Entretanto, em quantidades moderadas, elas não ameaçam o equilíbrio da dieta. Essas gorduras estão presentes principalmente em produtos de origem animal (carnes, ovos, leite integral) e alguns óleos vegetais (como óleo de coco e de palma). Embutidas nos alimentos industrializados (biscoitos recheados, margarinas, sorvetes, comidas congeladas e frituras), as gorduras trans são as mais prejudiciais e, por isso, devem ser evitadas ao máximo.

Importante: mesmo no caso das gorduras insaturadas (que incluem as monoinsaturadas, poli-insaturadas e ômegas 3, 6 e 9), existe uma proporção ideal para o consumo, sobretudo entre os ômegas 3 e 6. A relação ideal entre ômega-3 (anti-inflamatório) e ômega-6 (pró-inflamatório) é de 1:1 ou 1:2. Infelizmente, com a mudança nos hábitos alimentares e o aumento do consumo de alimentos industrializados e óleos refinados, essa relação tem se distorcido. Em alguns países, chega a 1:20 ou até 1:50, contribuindo para o aumento das doenças crônicas.

Gorduras insaturadas, saturadas e trans

Nem toda gordura é igual. A tabela mostra os principais alimentos conforme o tipo de gordura que predominam – insaturada, saturada ou trans.

Tabela 5 Tipos de gordura e alimentos mais comuns em cada categoria

GORDURAS INSATURADAS (MONOINSATURADAS E POLI-INSATURADAS)	GORDURAS SATURADAS	GORDURAS TRANS
Abacate Oleaginosas (castanhas e nozes) Sementes (abóbora, girassol, chia, linhaça) Peixes (sardinha, atum, arenque, cavalinha, salmão selvagem etc.) Azeite de oliva Óleos vegetais virgens	Carnes (bovina, suína) Leite e laticínios (queijos, iogurtes, requeijão etc.) Embutidos (salame, mortadela, bacon, presunto etc.) Manteiga Banha de porco Aves (frango, codorna, pato etc.) Peixes gordos (salmão de cativeiro, Pacu, Pintado etc.) Coco Óleo de coco Óleo de dendê Óleo de palma Óleos refinados Frituras	Sorvete Biscoitos Pães Salgadinhos Frituras Croissant Margarina Donuts

Fruta engorda

Depende. Muitas pessoas têm receio de consumir frutas por acreditarem que são calóricas e ricas em açúcar, mas elas oferecem muito mais benefícios do que riscos para o peso e bem-estar geral. São alimentos incrivelmente ricos em vitaminas, minerais e compostos antioxidantes que regulam o organismo. Essas substâncias são fundamentais para reações de geração de energia, por exemplo. Contudo, voltando às calorias: uma porção de 100 g oferece entre 60 e 80 calorias – valores próximos ao de um bombom pequeno, que vira açúcar no sangue num piscar de olhos. Já as frutas têm açúcares naturais, principalmente frutose, que são liberados de maneira lenta na corrente sanguínea. Isso acontece graças às fibras presentes na composição, evitando picos de glicose. Elas só engordam se consumidas em grande quantidade, em especial no formato de suco. Todavia, em doses moderadas (uma fruta ou um copo de suco como opção de lanche ou sobremesa) são saudáveis e seguras. Além disso, algumas frutas oferecem benefícios extras: as frutas vermelhas e arroxeadas, como açaí, morango, ameixa, cereja, mirtilo, amora e framboesa, são ricas em antocianinas, que têm efeitos benéficos comprovados na regulação do estresse oxidativo e na proteção do cérebro.

Ovo aumenta o colesterol

Depende. O ovo é riquíssimo em colesterol (cerca de 300 mg por unidade). Porém, isso não faz dele um alimento prejudicial. Até porque a maior parte do colesterol que circula no nosso corpo (75%) é produzido endogenamente, apenas 25% vem dos alimentos. Portanto, o ovo só representa uma ameaça para quem tem os níveis de colesterol muito acima do normal, ou aqueles que exageram no consumo. Pessoas com disbiose intestinal (alteração da flora benéfica que vive no intestino) também podem sofrer com prejuízos ao comer ovo com frequência, sem moderação, uma vez que a fermentação da colina (vitamina presente no ovo) gera compostos pró-inflamatórios. Portanto, a questão não é deixar de comer ovo, mas sim cuidar da saúde intestinal a partir de mudanças na alimentação, dando preferência aos alimentos ricos em fibras e carboidratos complexos, além de beber água e consumir de maneira adequada (não excessiva) proteínas animais.

Quanto mais proteína melhor

Mito. As proteínas desempenham centenas de funções essenciais no nosso organismo, como formar estruturas importantes (ossos, músculos, pele, cabelos e cartilagens) e atuar como enzimas que facilitam reações químicas. Elas também regulam o metabolismo e participam da composição de anticorpos, hormônios e neurotransmissores. Porém, em excesso, não são bem-vindas, especialmente no caso das proteínas de origem animal. Apesar de consideradas completas (proteínas com todos os aminoácidos essenciais que nosso organismo não consegue produzir sozinho), a digestão é mais complexa e, por isso, o consumo deve ser moderado. Caso contrário, podem aumentar a produção de substâncias tóxicas e afetar negativamente a saúde da microbiota intestinal, oferecendo riscos de doenças cardiovasculares, inflamatórias intestinais e transtornos mentais. Os alimentos representantes dessas proteínas são: carnes, ovos, aves, peixes e laticínios. Uma alternativa mais saudável é consumir uma proporção maior de proteínas vegetais em relação às animais. Mais fáceis de metabolizar e com efeito prebiótico, as proteínas vegetais promovem o crescimento de bactérias benéficas no intestino. Os alimentos fonte dessas proteínas costumam ser ricos em fitoquímicos, fibras e carboidratos complexos, o que traz proteção extra à saúde. Dificilmente elas dispõem de todos os aminoácidos essenciais, mas nada que não possa ser resolvido com a combinação de diferentes tipos de fontes. Um bom exemplo é a dupla arroz e feijão. Juntos, eles melhoram o perfil de aminoácidos e a eficiência metabólica da proteína vegetal. O grupo das leguminosas (feijões, grão-de-bico, lentilha, ervilha, soja), cereais (arroz, aveia, quinoa, milho, trigo) e sementes e oleaginosas (castanhas, nozes) é a principal fonte dessas proteínas.

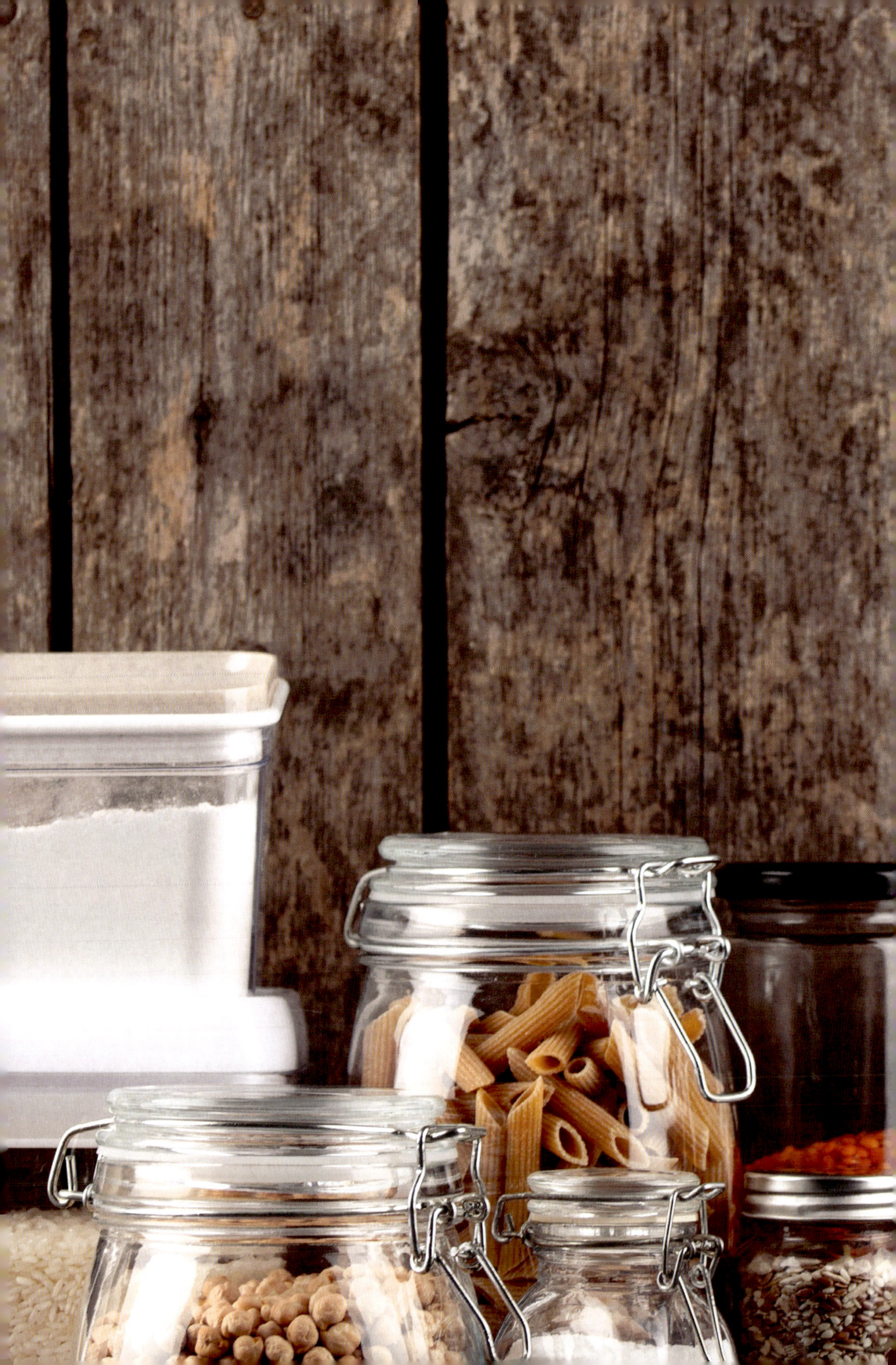

Capítulo 7

Organização: a chave para uma alimentação saudável

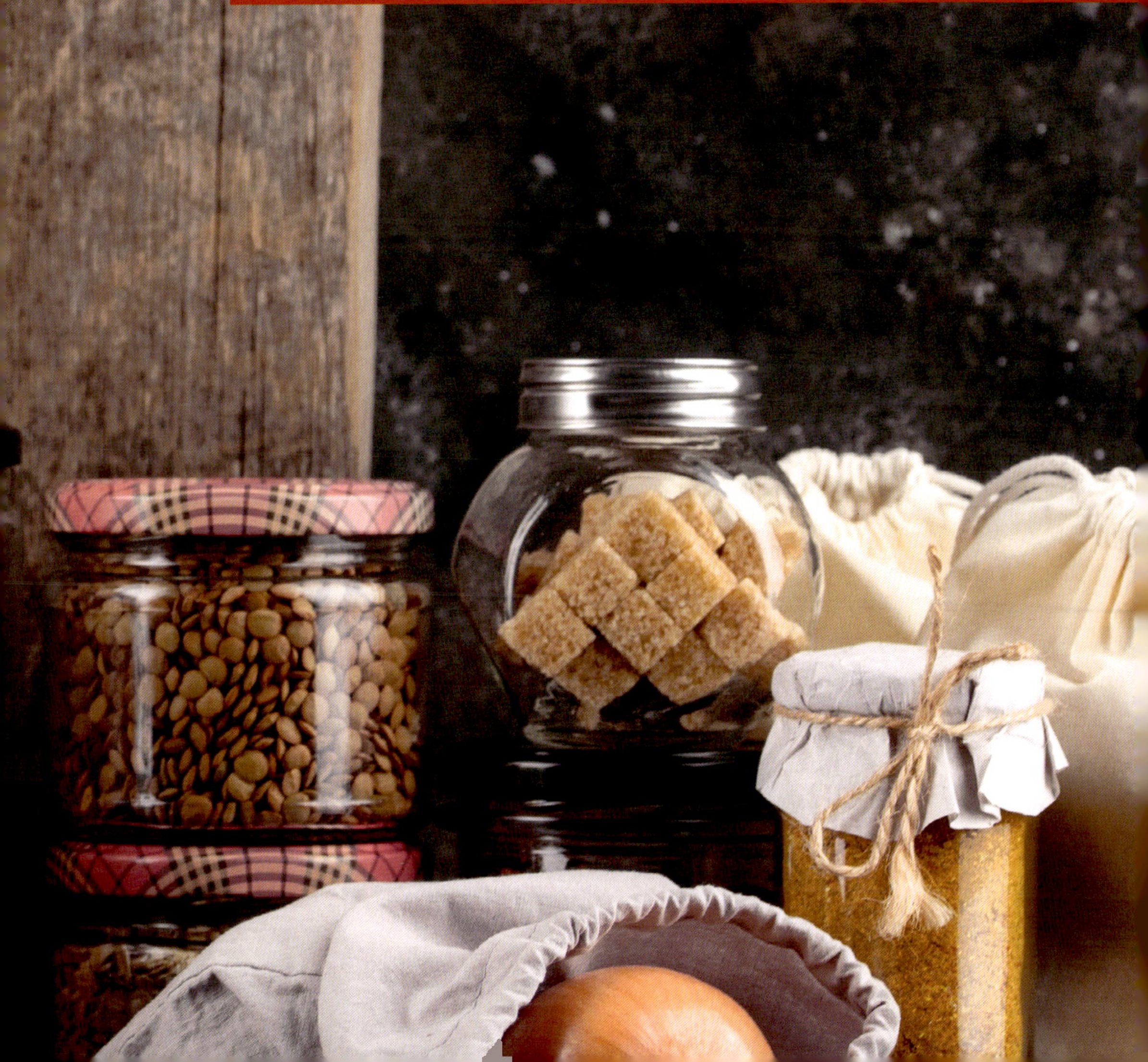

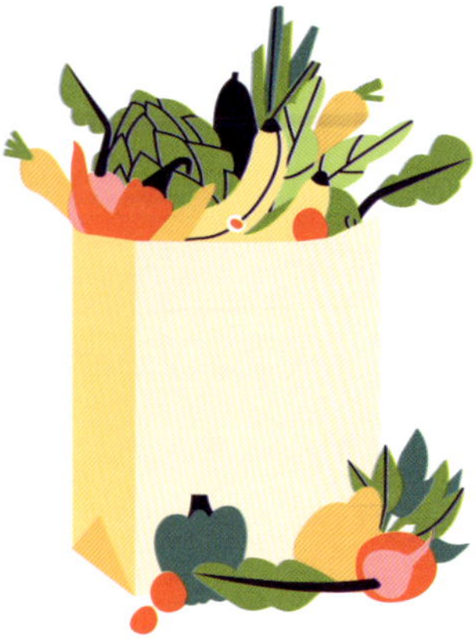

A falta de tempo é o argumento mais usado por quem tem o hábito de consumir mais alimentos industrializados do que opções frescas e naturais. No entanto, em geral, a falta de organização nas compras do supermercado e na preparação da comida é o que leva qualquer pessoa a devorar a primeira guloseima que encontra pela frente após um longo dia de trabalho. Por isso, crie em casa (e no escritório) um ambiente que colabore com seu objetivo de adotar uma alimentação mais saudável. Talvez você precise fazer mudanças que, inicialmente, causem um pouco de estresse, mas logo tudo tende a ficar mais simples e prático. Comece planejando as refeições para a semana.

- Reserve um período do dia para preparar as refeições de toda a semana. Armazene no freezer em porções individuais.
- Antes de ir ao supermercado, faça uma lista com tudo o que você vai precisar para cozinhar. Não se esqueça de calcular a quantidade de cada ingrediente, de acordo com o número de vezes que você vai almoçar e jantar em casa durante essa semana, e com o número de pessoas que participarão das mesmas refeições.
- Se estiver sem tempo, compre on-line. Alguns supermercados disponibilizam aplicativos muito eficientes, que ajudam a economizar tempo e a organizar melhor a compra.
- Quem não pretende se aventurar na cozinha pode contratar uma pessoa que ofereça esse tipo de serviço em domicílio. Financeiramente, compensa mais do que comer fora todos os dias.
- Outra opção é recorrer a empresas especializadas em refeições prontas e congeladas, feitas com ingredientes de qualidade e um bom equilíbrio nutricional. Não se preocupe com a perda de nutrientes no processo de congelamento; dificilmente essa perda ultrapassa 30%.

- Caso você tenha o hábito de almoçar no restaurante da empresa onde trabalha, dê uma olhada em todas as opções do buffet antes de começar a montar o prato.
- Quando você for comer fora, faça uma busca no Google ou nas redes sociais (Facebook, Instagram) para saber quais são as opções de restaurantes saudáveis mais próximos.

Dicas extras para economizar nas compras

Com organização, é possível reduzir os gastos e comer ainda melhor.

- Não vá ao supermercado com fome.
- Não se esqueça da lista de compras em casa.
- Evite levar as crianças junto para fazer as compras, assim você não desvia o foco dos itens da lista.
- Defina um tipo de proteína para cada dia da semana (mesmo que elas se repitam). Essa prática facilita a vida e evita que você coma sempre a mesma coisa.
- Escolha entre cinco e seis tipos de vegetais e de quatro a cinco frutas para garantir opções diferentes em quase todos os dias da semana.
- Procure fazer as compras sempre no mesmo horário e dia da semana, de preferência quando o supermercado oferece promoções de frutas e verduras. Isso resulta em uma boa economia.
- Leia o rótulo de tudo o que for colocado no carrinho, especialmente a lista de ingredientes. Verifique também a validade.

Planeje suas refeições

Você pode organizar as três principais refeições do dia da seguinte forma:

Café da manhã: faça essa refeição entre 1 e 2 horas após acordar. Evite o consumo de café, sobretudo o puro, antes desse período, pois ele pode aumentar a produção de cortisol, o hormônio do estresse, justamente quando seus níveis já estão naturalmente elevados. Por outro lado, esperar mais de 2 horas para se alimentar pode reduzir o metabolismo, afetar a disponibilidade de energia e favorecer a quebra de proteínas musculares para suprir a necessidade energética.

É importante que o café da manhã inclua carboidratos complexos, como aveia ou pão integral, e proteínas, como ovos ou iogurte. Essa combinação promove saciedade prolongada e ajuda a regular os níveis de cortisol, evitando picos excessivos que podem prejudicar o controle do estresse. Estudos mostram que pessoas que tomam café da manhã têm maior foco e concentração ao longo do dia, além de apresentar níveis mais controlados de glicose no sangue, o que contribui para reduzir episódios de compulsão alimentar no final da tarde e à noite.

Almoço: procure fazer essa refeição entre 12h e 14h, período em que há maior secreção de enzimas digestivas, o que facilita a digestão e a absorção dos nutrientes. Além disso, esse é o momento em que o metabolismo está mais ativo, permitindo uma melhor utilização dos alimentos consumidos.

O almoço deve incluir uma variedade de vegetais coloridos (pelo menos 3 cores diferentes, incluindo uma folha verde-escura), pois são ricos em fibras, vitaminas e antioxidantes, essenciais para a saúde intestinal e proteção contra inflamações. Também é importante incluir carboidratos complexos, como arroz integral, quinoa ou batata-doce, que liberam energia de modo gradual, mantendo os níveis de glicose no sangue estáveis e evitando picos que podem levar à fadiga.

As proteínas podem ser de origem vegetal, como leguminosas (feijão, lentilha, grão-de-bico), ou animal, como peixes, frango ou ovos. As proteínas vegetais, além de ricas em fibras, estão associadas a menores riscos de doenças cardiovasculares. Por fim, não se esqueça das gorduras saudáveis, como azeite de oliva e abacate, que promovem saciedade e ajudam na absorção de vitaminas lipossolúveis (A, D, E e K).

Lanche da tarde: é uma refeição-chave na modulação do ciclo circadiano e deve ser realizada entre 15h e 17h. Nesse período, opte por alimentos que sejam fontes de carboidratos complexos, como aveia ou pães integrais, e frutas, que regulam os níveis de serotonina – o hormônio do bem-estar. A serotonina é importante para reduzir a compulsão noturna e melhorar a qualidade do sono.

Inclua ainda uma opção de proteína, como iogurte natural, nozes ou sementes, para obter benefícios adicionais. As proteínas promovem saciedade, o que ajuda a evitar excessos nas refeições seguintes. A combinação de carboidratos complexos e proteínas proporciona uma liberação gradual de energia, prevenindo picos de açúcar no sangue e favorecendo uma glicemia mais estável. Isso contribui não apenas para o controle do apetite, mas também para uma melhor concentração e foco ao longo da tarde.

Investir em lanches saudáveis e equilibrados contribui para a saúde mental e o bem-estar geral. Além de melhorar o rendimento ao longo do dia, essa prática prepara o organismo para uma boa noite de sono e evita a fome excessiva à noite – que muitas vezes leva a escolhas alimentares menos saudáveis.

Jantar: à noite, nosso corpo se prepara para o sono, reduzindo as atividades metabólicas e a produção de enzimas digestivas. Além disso, durante o processo de digestão, produzimos calor, o que pode elevar a temperatura corporal e atrapalhar o sono. Para dormirmos bem, é necessário que nossa temperatura esteja de 2 a 4 ºC abaixo do normal. Por isso, organize-se para jantar 3 horas antes de dormir e opte por refeições leves e de fácil digestibilidade, como vegetais, carboidratos complexos e proteínas de digestibilidade mais rápida (peixes, ovos, leguminosas, tofu e cogumelos).

Estudos realizados na Universidade Harvard sugerem que jantar em horários regulares, preferencialmente entre 17h e 19h, pode melhorar a qualidade do sono e a saúde mental. Consumir alimentos à noite está associado ao aumento da vulnerabilidade emocional, enquanto uma rotina alimentar diurna (até 19h, no máximo) contribui para um estado mental mais equilibrado. Uma dica para quem sofre com insônia é reduzir o consumo de proteínas animais e alimentos crus no jantar, já que são mais difíceis de serem digeridos e podem impactar negativamente a qualidade do sono.

Tem horas que é melhor não comer

Sabia que dar pequenas pausas ao sistema digestivo é essencial para a saúde intestinal? Durante esses intervalos, o intestino ativa o complexo motor migratório (CMM), um mecanismo natural que funciona como um "sistema de zeladoria" do trato digestivo. Por meio de movimentos ondulatórios, o CMM remove resíduos de alimentos não digeridos, células descamadas do epitélio intestinal e excesso de bactérias. Essa faxina interna contribui para o equilíbrio da microbiota – fundamental para uma digestão eficiente, boa imunidade e até para a saúde mental.

O CMM é ativado entre as refeições, aproximadamente a cada 90 a 130 minutos – mas apenas quando o intestino está livre de alimentos por pelo menos 2 a 3 horas. Quando esse mecanismo não atua corretamente, os resíduos se acumulam, favorecendo a produção de toxinas e desequilíbrios na microbiota. Por isso, evitar beliscar o tempo todo e respeitar os intervalos entre as refeições é essencial para manter o sistema digestivo em ordem.

O mesmo princípio se aplica ao período noturno. Durante o jejum entre o jantar e o café da manhã, o corpo tem uma chance ainda mais eficiente de acionar o CMM. O ideal é que esse intervalo dure entre 10 e 12 horas. Jantar mais cedo, sem precisar pular o café da manhã, é uma maneira simples de garantir esse tempo de estômago vazio, sem comprometer os nutrientes essenciais para começar bem o dia – e de proteger a saúde intestinal, junto com o equilíbrio físico e mental.

Esse hábito fortalece a ação do CMM e ajuda a prevenir distúrbios como o crescimento excessivo de bactérias no intestino delgado – o SIBO (Small Intestinal Bacterial Overgrowth). A condição pode ser agravada por infecções, doenças autoimunes, alterações no trato digestivo ou lesões nervosas. Em alguns casos, pode ser necessário o uso de medicamentos ou suplementos pró-cinéticos, sempre com orientação profissional.

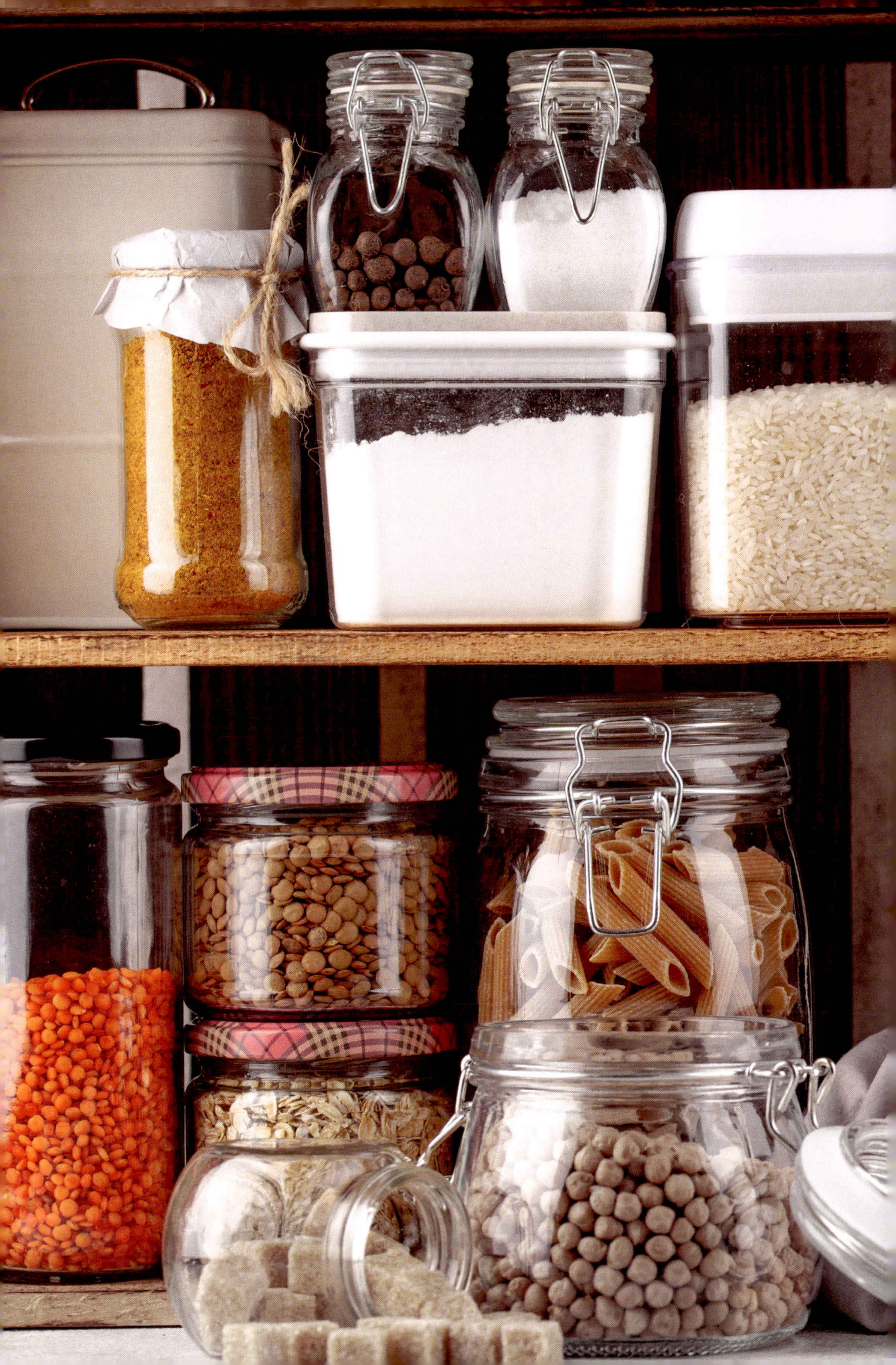

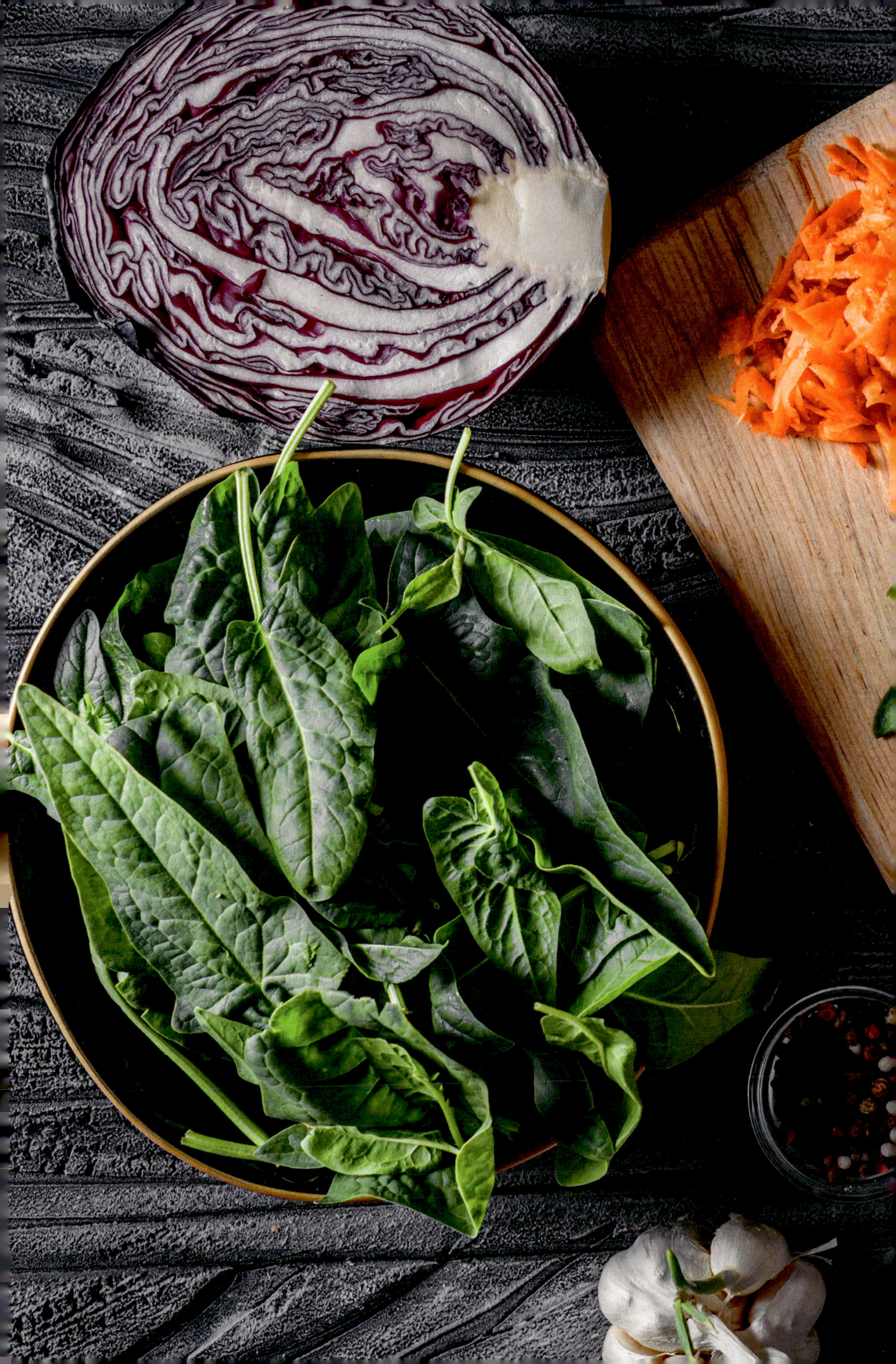

Capítulo 8

Da escolha ao preparo dos alimentos

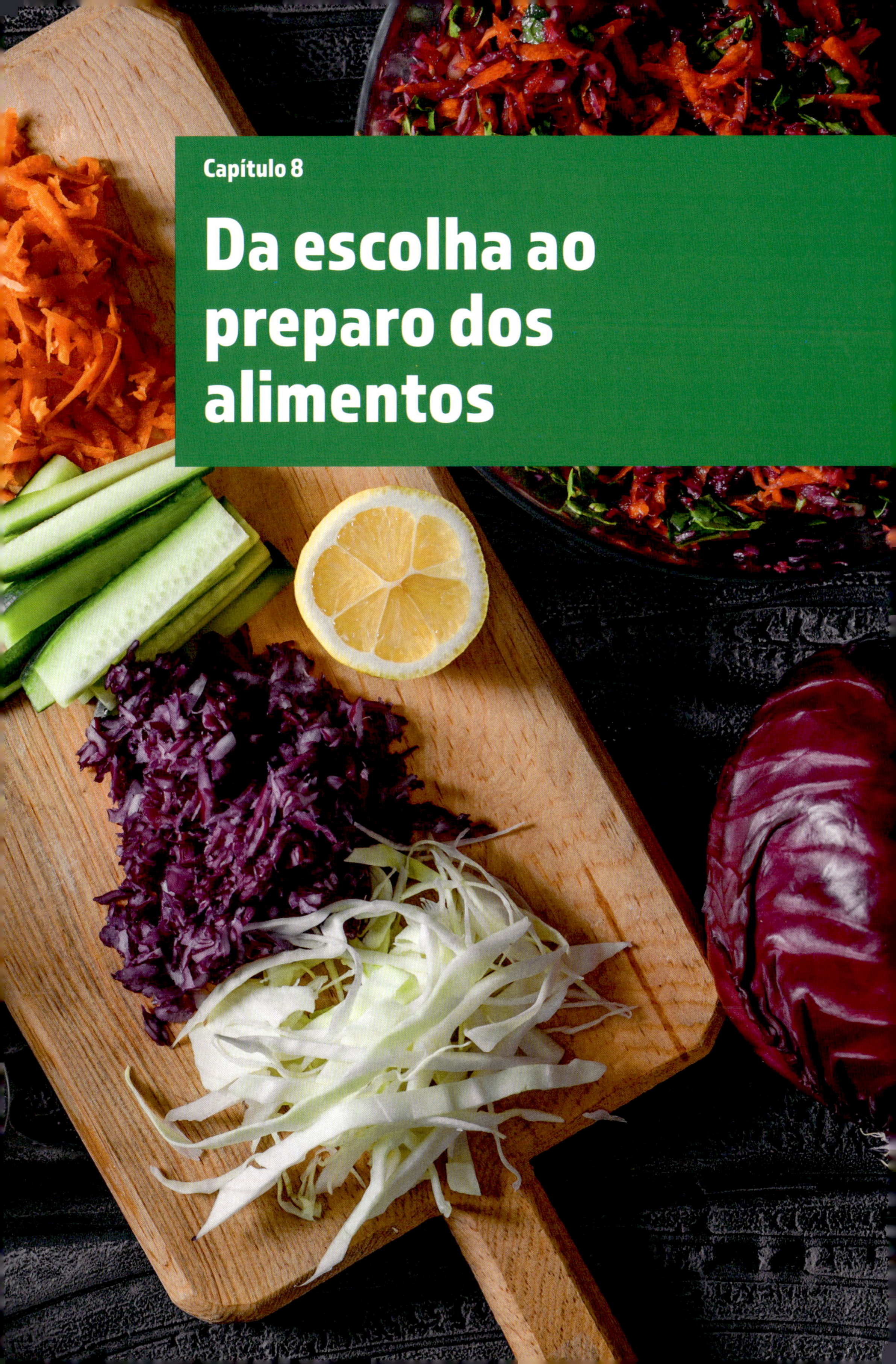

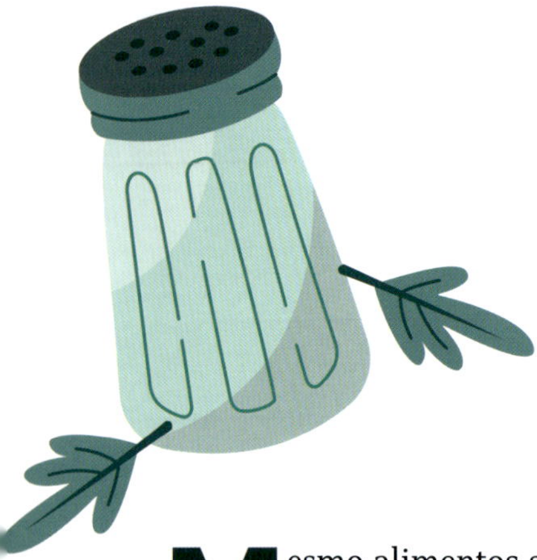

Mesmo alimentos saudáveis podem não ser a melhor opção se estiverem fora do prazo de validade ou mal-conservados. Avaliar a cor, a textura, o aroma e a consistência ajuda a garantir sua qualidade e segurança.

Como saber se um alimento está fresco

Veja como reconhecer se o alimento está fresco e bem preservado por meio de sinais claros de qualidade e conservação.

Pescado

A carne dos peixes deve apresentar uma coloração entre branca e rosada, com cheiro característico da espécie, sem estar mais forte que o normal. A textura precisa estar firme e elástica (a carne volta ao formato original depois de pressionada com os dedos), as escamas bem aderidas à pele, brilhantes e úmidas, e os olhos salientes e brilhantes.

Carnes (frango e boi)

Observe a cor, o odor e a ausência de viscosidade, além de conferir o selo do Serviço de Inspeção Federal (SIF) do Ministério da Agricultura. Esse selo indica a origem e a fidedignidade do produto. Ao escolher a carne moída, peça para moer a carne fresca na hora, pois muitos lugares podem adulterar produtos em bandejas expostas.

Ovos

Eles não devem apresentar manchas ou rachaduras. Muitas marcas, principalmente de granjas caipiras/orgânicas, carimbam a origem e a validade na casca do ovo.

Cuidados necessários com as nozes e castanhas

As oleaginosas (nozes, sementes e castanhas) são naturalmente ricas em gorduras saudáveis, mas também suscetíveis à oxidação. Esse processo de oxidação pode alterar o sabor e o valor nutricional desses alimentos e, em alguns casos, contribuir para a inflamação no organismo devido à formação de compostos oxidantes prejudiciais. Por isso, é essencial adquiri-las de fornecedores confiáveis, que garantam um armazenamento seguro e evitem contaminação cruzada. Muitas vezes, essas oleaginosas são expostas em grandes recipientes reabastecidos antes que o estoque anterior acabe. Caso as oleaginosas mais antigas estejam rançosas ou com fungos, há risco de contaminação das novas.

Idealmente, elas deveriam ser mantidas na própria casca, pois esta oferece proteção natural contra a luz e outros agentes externos. Contudo, por praticidade, é preferível optar por versões prontas para o consumo, armazenadas em pacotes lacrados e em porções individuais.

Em casa, recomenda-se assar as oleaginosas por cerca de 10 minutos em baixa temperatura (evitando temperaturas acima de 150 °C, para preservar o selênio e outros nutrientes). Depois de assadas, deixe-as esfriar e guarde-as na geladeira em um pote hermético. Mantendo-as protegidas do oxigênio e da luz direta, elas se conservam adequadas para consumo por mais tempo, minimizando o risco de oxidação e inflamação no organismo.

A influência do preparo na qualidade dos alimentos

Com alimentos frescos e bem armazenados em mãos, o próximo passo é o preparo – etapa que também interfere na qualidade final da refeição. E não estamos falando só do sabor, mas do impacto que ela pode ter no organismo. Um prato cheio de legumes saudáveis, por exemplo, pode perder boa parte de seus benefícios (ou até virar um risco à saúde) se for feito com excesso de óleo. O mesmo vale para um bom peixe que, ao ser frito em vez de assado ou grelhado, tem seu valor nutricional comprometido.

Receitas mais gordurosas, como frituras, gratinados ou molhos à base de creme de leite e queijos, são mais calóricas e favorecem processos inflamatórios. Por isso, vale priorizar formas mais leves de preparo, como grelhar, cozinhar ou assar, e optar por acompanhamentos à base de ervas ou molho de tomate.

A escolha do óleo também faz diferença – mesmo para refogar ou grelhar. As opções mais saudáveis incluem azeite de oliva, óleo de coco, óleo de abacate, manteiga ghee e banha de porco. Outra dica importante: antes de cozinhar grãos e leguminosas, use a técnica do demolho ou da germinação. Isso facilita a digestão, aumenta a absorção dos nutrientes e ainda reduz o risco de hipersensibilidades alimentares.

Demolho: estratégia para melhorar a digestibilidade dos grãos

Técnica culinária antiga, o demolho consiste em deixar grãos, sementes e leguminosas de molho em água por um período determinado – geralmente entre uma e duas noites, dependendo do tipo. O objetivo é neutralizar substâncias naturalmente presentes nesses alimentos, como as lectinas (um tipo de proteína) e o ácido fítico (ou fitatos), que dificultam a digestão e reduzem a absorção de minerais como ferro, zinco e cálcio.

O processo também ajuda a diminuir a concentração de certos carboidratos fermentáveis (fibras e oligossacarídeos), que podem causar desconfortos como gases – especialmente no caso das leguminosas. Além disso, o demolho torna os grãos mais macios e fáceis de cozinhar.

Como fazer:

Em um recipiente fundo, coloque água filtrada e mergulhe os grãos ou leguminosas, de preferência orgânicos. Acrescente algumas gotas de limão, vinagre de maçã ou uma pitada de bicarbonato de sódio. Use sempre duas partes de água para uma de grãos, e cerca de uma colher (sopa) de limão ou vinagre.

O tempo de demolho pode variar de 2 a até 48 horas, com a primeira troca de água após 24 horas. Troque a água pelo menos mais uma vez ao longo do processo. No momento do cozimento, descarte a água do demolho, adicione uma nova e acrescente temperos como folhas de louro, alfavaca ou sálvia – que ajudam na digestão e ainda dão um toque de sabor.

Tempo de demolho e cozimento para cada grão

No Brasil, o trigo e o arroz são os grãos mais presentes no dia a dia, já que são os mais familiares na cozinha. Porém variar os tipos de grãos consumidos é essencial para promover a diversidade da microbiota intestinal – o que impacta diretamente a saúde do intestino e do cérebro.

A seguir, veja os tempos recomendados de demolho e cozimento de diferentes grãos, com indicação do tipo de panela mais adequado para cada caso:

Aveia

Esse cereal chega à nossa mesa em várias formas: flocos grossos ou finos, farelo ou farinha. Você pode procurar a aveia inteira, que preserva um maior teor de proteína, chegando a 17 g do macronutriente em 100 g, segundo a Tabela Brasileira de Composição de Alimentos. Por conter triptofano, um precursor da serotonina, a aveia auxilia na sensação de bem-estar e controle do humor. Rica em fibras e minerais, favorece o bom funcionamento do intestino. O preparo é simples e muito comum em mingau ou *overnight oats* (aveia hidratada durante a noite). O grão exige demolho e cozimento.

Demolho (grão inteiro): 6 horas.
Cozimento (aveia descascada em grão): 50 minutos (panela normal).
Cozimento (aveia polida em grão): 30 minutos (panela normal).

Arroz

Na mesa do brasileiro, o arroz faz dupla com feijão. Globalmente, é o segundo cereal mais cultivado, perdendo apenas para o trigo. Disponível em grãos longos, médios e curtos, além de variações entre branco polido e integral. O arroz integral, por causa das fibras, exige mais tempo de cozimento. Com sabor neutro, é ideal para compor pratos aromáticos, como curry, ou ser a base de preparações, como risoto e paella.

Demolho: branco (não é necessário); integral (de 2 a 4 horas, ou mais se preferir).
Cozimento: arroz branco (15 minutos); integral (35 minutos na panela normal; 25 minutos na pressão).

Trigo

Ícone da panificação, o trigo é rico em glúten, proporcionando maciez e textura ao pão. Encontrado em farinha, grão ou triguilho (conhecido como trigo para kibe), é excelente para variar os cereais do prato. Fonte de carboidratos, fibras, vitaminas e minerais, especialmente a vitamina E. Os celíacos não podem consumir trigo devido ao glúten.

Demolho: de 8 a 12 horas.
Cozimento: 60 minutos (panela normal).

Quinoa

Considerada um superalimento, a quinoa contém uma quantidade surpreendente de proteína. Cultivada na Cordilheira dos Andes, é livre de glúten e possui menos carboidratos simples do que outros cereais. Antes do preparo, é importante lavar bem a quinoa para remover as saponinas, que são compostos naturais presentes na parte externa da semente. Embora as saponinas tenham propriedades benéficas, como ação antioxidante e potencial efeito anti-inflamatório, elas podem conferir um gosto amargo à quinoa e dificultar a digestão se não forem eliminadas. Disponível em versões integral (sementes) ou refinada (farinha), a quinoa pode substituir o trigo em receitas como tortas e panquecas.

Demolho: de 8 a 12 horas.
Cozimento: 20 a 25 minutos (semelhante ao arroz, na panela normal).

Trigo sarraceno

Apesar do nome, o trigo sarraceno é livre de glúten e rico em nutrientes. Encontrado em grão ou farinha, é ótimo para pães e bolos. O grão é indicado para sopas e saladas.

Demolho: de 8 a 12 horas.
Cozimento: de 15 a 20 minutos (panela normal).

Amaranto

Rico em proteína vegetal e livre de glúten, o amaranto é excelente para celíacos. Misturá-lo ao arroz ou trigo complementa os aminoácidos essenciais que um não tem. Lave bem, escorra e adicione na água fervente na proporção de 1:1.

Demolho: de 6 a 12 horas.
Cozimento: 20 a 25 minutos (panela normal).

Grão-de-bico

Uma leguminosa rica em proteínas, fibras e minerais, o grão-de-bico é versátil em diversas preparações, como saladas, sopas e homus. É um excelente aliado na saúde intestinal e na manutenção da saciedade, além de ter um baixo índice glicêmico, o que o torna uma boa opção para manter os níveis de açúcar no sangue estáveis.

Demolho: de 12 a 48 horas.
Cozimento: 40 a 60 minutos (panela normal); 15 a 20 minutos (panela de pressão).

Lentilha

Rica em proteínas, fibras e minerais como ferro e zinco, a lentilha contribui para a saúde do sistema imunológico e a formação de células sanguíneas. Com baixo índice glicêmico, ajuda a manter os níveis de açúcar no sangue estáveis. Embora não necessitem de demolho, deixá-las de molho por algumas horas pode melhorar a digestibilidade.

Demolho: opcional (pode deixar de 2 a 4 horas).
Cozimento: 15 a 20 minutos (panela normal).

Feijão

Variedades de feijão, como preto, carioca e branco, são essenciais na alimentação brasileira. Eles são ricos em proteínas, fibras e minerais.

Demolho: de 8 a 12 horas (para feijões mais duros).
Cozimento: 40 a 60 minutos (panela normal); 15 a 20 minutos (panela de pressão).

Cevada

Esse grão é rico em fibras e ajuda a controlar o colesterol. É uma ótima opção para sopas e saladas.

Demolho: de 8 a 12 horas.
Cozimento: 40 a 60 minutos (panela normal).

Milheto

Rico em nutrientes e sabor, é uma boa alternativa ao arroz e pode ser usado em saladas e pratos quentes.

Demolho: 6 horas.
Cozimento: 20 a 30 minutos (panela normal).

Benefícios extras dos grãos germinados

O processo de germinação, mais longo que o demolho, transforma grãos, leguminosas e sementes, fazendo-os brotar e ativando suas enzimas naturais. Esse processo aumenta a quantidade de vitaminas, especialmente do complexo B e C, e proteínas. Após dois ou três dias expostos ao ar e à umidade, os grãos começam a brotar, e uma pequena raiz branca (radícula) aparece na ponta de cada um deles. Nesse estágio, a concentração de enzimas ativas, compostos bioativos, antioxidantes e aminoácidos é maior do que na planta totalmente desenvolvida. Além disso, os grãos germinados ajudam a eliminar toxinas acumuladas no organismo, reforçando as defesas e aumentando a disposição física.

Como germinar:

- Coloque de 2 a 3 colheres (sopa) de grãos (como grão-de-bico ou trigo), leguminosas (como feijão ou lentilha) ou sementes (como girassol, gergelim ou linhaça) em um vidro esterilizado de boca larga.
- Acrescente água filtrada até que fiquem todos submersos.
- Deixe de molho por uma noite ou, no mínimo, por oito horas.
- Cubra o vidro com um pedaço de voal (tecido fino e furadinho) e prenda com um elástico.
- Escorra, enxágue em água corrente e escorra de novo.
- Mantenha o vidro inclinado em um escorredor ou uma tigela para evitar que a água fique acumulada.
- Repita as lavagens em água corrente duas ou três vezes por dia.
- Dependendo do tipo de grão e das condições (luz e temperatura), a germinação acontece entre dois e cinco dias.
- Enxágue muito bem os grãos germinados em água corrente para eliminar resíduos e use-os no preparo de saladas, sucos e até sopas.

Brotos: sabor suave e nutrientes potentes

As propriedades nutricionais dos brotos são semelhantes às das sementes originais, mas com sabor mais suave e folhas de um verde intenso, ricas em clorofila. Brotos de grão-de-bico, trigo, lentilha e feijão aparecem até dez dias após a germinação e são fontes importantes de leucina, valina e isoleucina – aminoácidos do BCAA essenciais para a recuperação muscular e o ganho de massa magra após treinos de força, segundo estudo do Departamento de Ciências e Tecnologia da Universidade de Campinas (Unicamp).

O melhor é que você pode cultivá-los facilmente em casa!

Como brotar:

1. Use uma miniestufa (siga as orientações do fabricante) ou espalhe as sementes germinadas sobre uma camada de terra de 3 cm em uma bandeja ou vaso largo.
2. Regue todos os dias com um pouco de água (mantenha a terra apenas úmida, sem encharcar) e aguarde de três a dez dias até que os brotos atinjam entre 5 e 10 cm.
3. Use-os em saladas, sucos, sanduíches ou em qualquer outra preparação que você desejar. Experimente combiná-los com abacate e tomate para um toque refrescante!

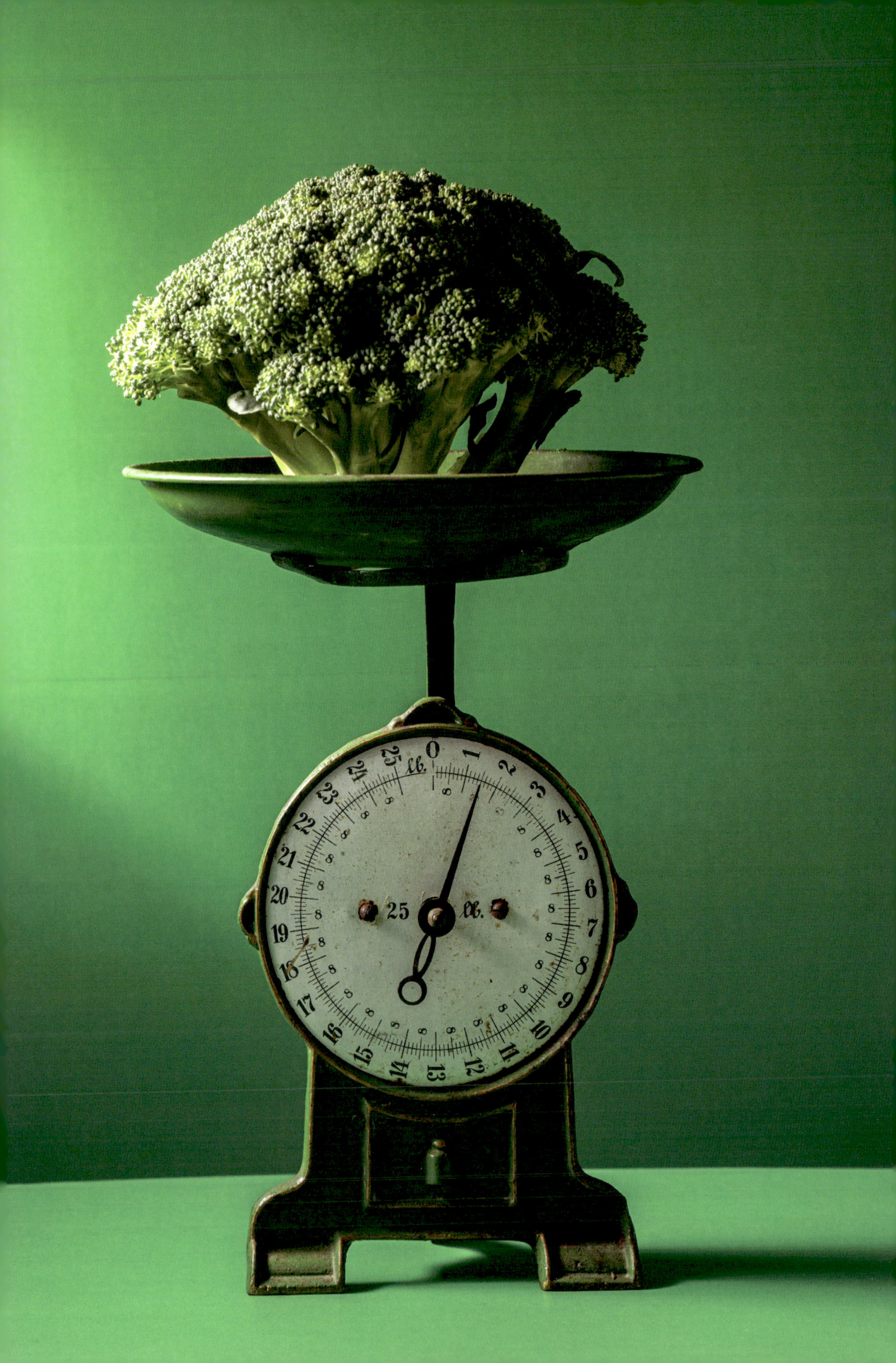
25 lb.

Capítulo 9

Refeições bem equilibradas

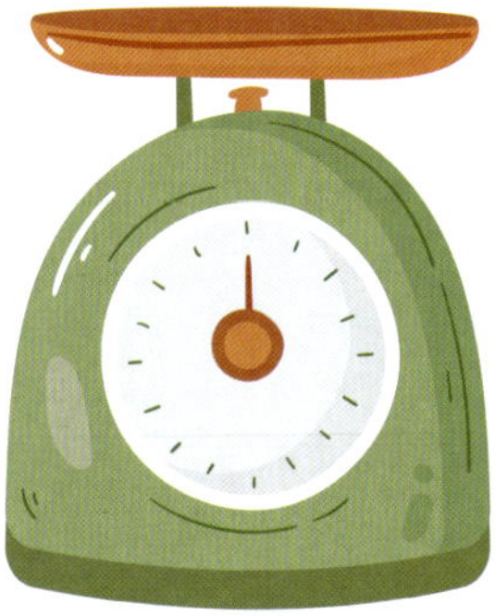

Alimentos in natura, como a dupla arroz e feijão, são muito mais saudáveis do que um X-burguer com maionese e batata frita. Isso não significa que você nunca possa optar por uma refeição mais indulgente, mas é importante evitar que alimentos ultraprocessados e frituras façam parte da sua alimentação diária. E, mesmo que você consuma hambúrguer só de vez em quando, prefira uma versão menos industrializada, feita com o disco de hambúrguer caseiro – seja de carne ou vegetal – acompanhado também de maionese caseira e servido em pão integral. A batata pode ser frita, mas opte por fazê-la em casa, evitando as versões industrializadas. Além de mais saudável, fica até mais gostoso.

Para manter o equilíbrio alimentar, o consumo diário de frutas, verduras e legumes deve atingir no mínimo 400 g, conforme recomendado pela Política Nacional de Alimentação e Nutrição. Essa quantidade ainda é pequena, mas é um começo. Veja como alcançar essa meta:

- Reserve metade do prato para os vegetais (legumes e verduras), crus e cozidos. Eles são ricos em fibras, promovendo saciedade, e contêm diversos antioxidantes e micronutrientes essenciais para o bom funcionamento do metabolismo. Escolha pelo menos três cores de vegetais, incluindo um verde-escuro (brócolis, couve, escarola, rúcula, espinafre). Quanto mais colorida a refeição, maior a variedade de compostos antioxidantes, vitaminas e minerais que você estará consumindo.
- Destine 1/4 do prato a fontes de carboidratos complexos, como cereais integrais (quinoa, arroz integral, milho, trigo, aveia, cevada) ou tubérculos (batata-doce, mandioca, mandioquinha, inhame, cará). Esses alimentos fornecem energia e são ideais para a manutenção de uma microbiota intestinal saudável.
- O último 1/4 do prato deve ser reservado para proteínas, sejam elas de origem animal (carnes, aves, peixes, ovos, frutos do mar) ou vegetal (fei-

jão, grão-de-bico, lentilha, ervilha, soja, tofu, cogumelos). Priorizar proteínas de origem vegetal é sempre uma escolha benéfica para a saúde do EMIC. Para finalizar, considere incluir frutas como mamão, abacaxi ou kiwi, que auxiliam na digestão.

- As frutas são ótimas opções também para os lanches intermediários, assim como castanhas, iogurte natural e queijos curados.
- Nas diversas refeições do dia, aproveite o uso abundante de ervas frescas ou desidratadas (orégano, tomilho, coentro, salsa, cebolinha, louro), temperos (vinagre de maçã, limão) e condimentos naturais (cúrcuma, pimenta-do-reino, páprica, cravo, canela).

Radicalismo não funciona, atrapalha

Vivemos numa época em que somos bombardeados por informações sobre alimentação, e isso pode confundir bastante. Com tantas opções – dietas com menos carboidratos, baseadas em vegetais, mais flexíveis – o essencial é evitar erros e extremos que atrapalham, ou pior, prejudicam sua saúde física e seu bem-estar mental.

Pular refeições

Passar longos períodos sem comer ou pular refeições continua sendo um dos erros mais comuns e prejudiciais, conforme apontam estudos recentes. Esse hábito priva o corpo dos nutrientes essenciais, especialmente vitaminas e minerais que não são armazenados em grandes quantidades.

Além disso, ficar muito tempo sem se alimentar tende a aumentar a fome, levando ao consumo excessivo na próxima refeição e à escolha por alimentos menos saudáveis – um ciclo que prejudica a composição corporal e favorece processos inflamatórios.

Também é importante destacar que a falta de refeições regulares pode causar fraqueza, estresse no organismo e desequilíbrios hormonais, aumentando a tendência ao acúmulo de gordura e afetando o foco e a concentração.

Por isso, manter horários regulares para as refeições, idealmente a cada 3 a 4 horas, é uma estratégia recomendada pelas evidências mais atuais para garantir o bom funcionamento do corpo e da mente.

Ficar horas e horas sem comer achando que está fazendo jejum intermitente

São coisas bem diferentes. Quando você fica sem comer, isso acontece de maneira aleatória ou involuntária, sem planejamento, e geralmente não leva em consideração as necessidades nutricionais do organismo. Já o jejum intermitente é uma estratégia que visa intercalar, de maneira programada, períodos de jejum com períodos de alimentação, garantindo que o corpo tenha tempo de se ajustar.

Essa estratégia tem grande aplicação na modulação epigenética de fatores relacionados à biogênese mitocondrial. Traduzindo: o jejum intermitente contribui para o aumento do número de "usinas de geração de energia" dentro da célula. Por isso, pode ser interessante para quem precisa perder peso e geralmente sofre com o efeito platô. O jejum também permite um "descanso" ao trato gastrointestinal, otimizando a renovação celular e o reparo da mucosa.

Enquanto dormimos, normalmente jejuamos por cerca de 6 a 8 horas. O jejum intermitente, por sua vez, é mais prolongado. Existem protocolos de 14, 16, 20 e até 36 horas e, por isso, ele deve ser realizado com o acompanhamento de um nutricionista para evitar complicações, como hipoglicemia, deficiência nutricional, fraqueza, mal-estar, dores de cabeça e enjoo. Além disso, o corpo deve estar bem preparado para iniciar o jejum, com toda a maquinaria de queima de gordura funcionando de modo eficiente. Caso contrário, o esforço será em vão, podendo ainda ocasionar desequilíbrios e problemas, como a compulsão alimentar.

Comer a qualquer momento, sem respeitar o horário das refeições

Nosso organismo funciona melhor quando há uma rotina. Se você mantém horários regulares para as refeições, isso otimiza a produção de enzimas digestivas, a capacidade de absorção e de metabolização, pois o corpo se prepara e espera pelo momento de receber a comida. À noite, o cuidado com o horário é ainda mais importante. Controlado pelo ciclo da luz e da escuridão (ciclo circadiano), nosso corpo produz hormônios que nos deixam mais ativos durante o dia e outros mais relaxantes e reparadores à noite. Essa é uma das razões pelas quais você deve preferir refeições mais leves à noite, procurando jantar até 3 horas antes de dormir.

Passar o dia beliscando é outro hábito prejudicial, pois faz o organismo secretar constantemente um hormônio chamado insulina, que, na maioria das vezes, é o grande responsável por fazer seu corpo acumular gordura.

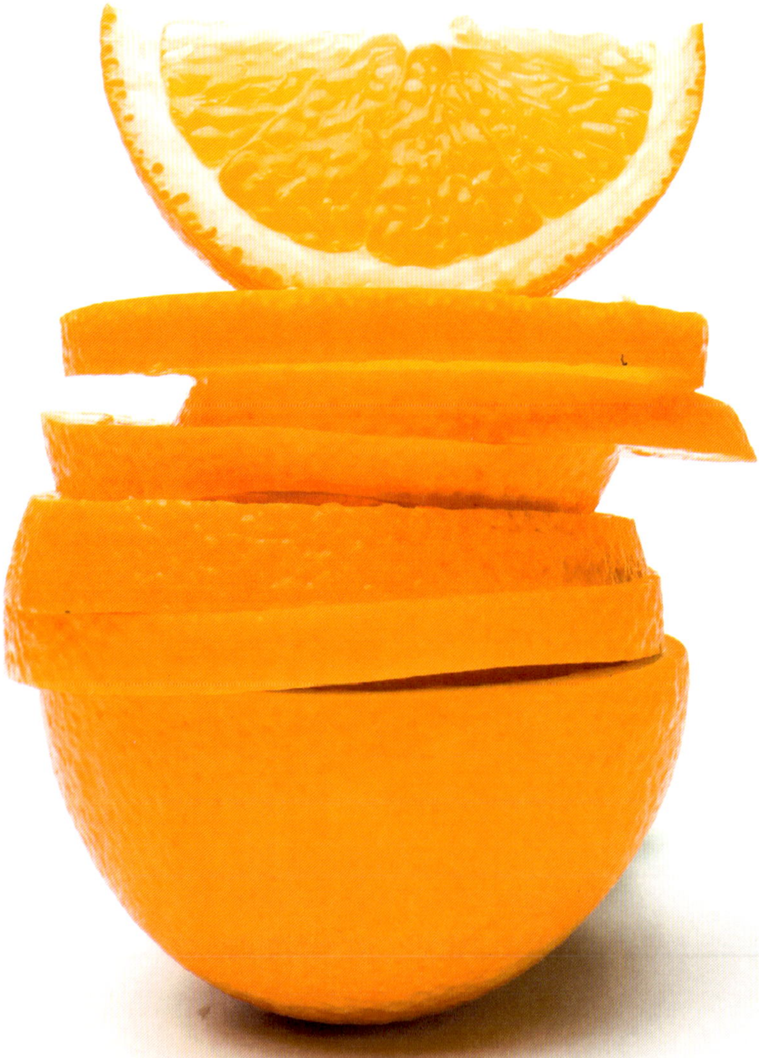

Capítulo 10

Mindful eating, exercícios e sono reparador

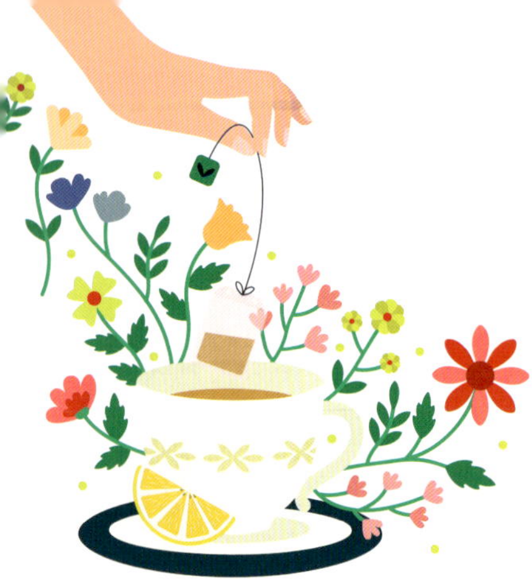

Os cuidados com a alimentação são apenas o início para garantir uma mente ágil e saudável. A saúde da sua mente também se beneficia de momentos de meditação, exercícios físicos regulares e boas noites de sono.

Neste último capítulo, vamos explorar a prática do *Mindful eating*, que incentiva você a saborear (e a preparar, quando possível) cada refeição com atenção plena. Também serão apresentadas recomendações de exercícios que energizam o corpo e hábitos noturnos que promovem um sono reparador. Quando combinados com uma alimentação aliada do cérebro, esses elementos formam um estilo de vida que promove o equilíbrio entre corpo e mente.

Mindful eating: equilíbrio e bem-estar da mente

O *mindfulness*, prática com raízes em tradições meditativas orientais, especialmente no budismo, tem ganhado destaque no Ocidente devido aos seus benefícios para a saúde mental e o bem-estar. No campo da nutrição, essa técnica evoluiu para o *Mindful eating* – ou alimentação consciente –, tornando-se uma ferramenta essencial na transformação de hábitos alimentares e na superação das armadilhas criadas pela nossa própria mente.

Embora já tenhamos consciência da importância da alimentação para a saúde mental, mudar hábitos antigos à mesa não é tarefa fácil. É aqui que a atenção plena, técnica central do *mindfulness*, se torna valiosa. Comer com atenção plena nos ensina a reconhecer os sinais do corpo, como fome e saciedade, o que ajuda a evitar o consumo excessivo e melhora os processos digestivos. Muitas vezes, a comida é uma resposta a emoções como estresse, tristeza ou ansiedade. Praticar *mindfulness* envolve reconhecer essas emoções sem julgá-las, permitindo entender se a vontade de comer está realmente ligada ao corpo ou à mente. Essa abordagem é útil sobretudo para a saúde mental, pois melhora a percepção corporal, frequentemente comprometida em quadros de ansiedade ou depressão.

A prática de *mindfulness* exige o desenvolvimento da capacidade de focar no presente e cultivar autocompaixão diante de desafios. Ao reconhecermos pensamentos, sensações e emoções à medida que surgem, sem reações automáticas, ganhamos maior controle sobre nossas escolhas alimentares. Essa consciência ampliada enriquece nossa experiência durante as refeições e impacta positivamente a forma como lidamos com o estresse e os desafios diários. Assim, ao integrar o *Mindful eating* em nossas vidas, passamos a ver a alimentação não apenas como uma necessidade física, mas como uma prática que promove a saúde mental e emocional.

Essa transformação na nossa relação com a comida nos leva a considerar como a prática de *Mindful eating* se conecta a aspectos centrais da saúde mental. A atenção plena na alimentação influencia diretamente o controle do estresse, a regulação emocional e a percepção corporal.

- **Redução do estresse e da ansiedade:** ao focar na experiência presente durante as refeições, o *Mindful eating* ajuda a acalmar a mente e a diminuir a resposta do corpo ao estresse. Essa abordagem incentiva o envolvimento consciente com os sentidos e promove uma pausa nas preocupações diárias, resultando na diminuição da produção de cortisol, o hormônio do estresse. Comer de maneira tranquila e sem distrações torna-se uma forma de autocuidado e relaxamento, contribuindo para o bem-estar mental.
- **Melhora na autorregulação emocional:** a prática favorece uma relação mais saudável com a comida, evitando o chamado "comer emocional". Muitas pessoas recorrem à alimentação como mecanismo de enfrentamento para lidar com emoções negativas, como ansiedade ou tristeza. Aumentando a consciência sobre os gatilhos emocionais, o *Mindful eating* ajuda a identificar se estamos comendo por fome real ou para aliviar uma emoção, promovendo, assim, a regulação emocional.
- **Promoção da autocompaixão:** como em outras práticas de *mindfulness*, o *Mindful eating* incentiva uma atitude de autocompaixão em vez de julgamento durante as refeições. Isso é fundamental para a saúde mental, pois permite aceitarmos nossas escolhas alimentares com mais empatia, livre de culpas ou autocrítica. Essa mudança reduz sentimentos de ina-

dequação ou vergonha, frequentemente associados a desordens alimentares.

- **Conexão entre corpo e mente:** a prática fortalece a conexão entre as sensações corporais e mentais, promovendo maior consciência sobre os sinais de fome e saciedade. Essa percepção pode prevenir compulsões alimentares e ajudar a criar uma relação mais equilibrada com a comida, essencial para a saúde mental. Além disso, o *mindfulness* facilita a regulação de emoções difíceis e cria espaço mental, mesmo em circunstâncias adversas. Ao promover essa consciência ampliada, abre caminho para a adoção de hábitos mais saudáveis e uma relação equilibrada com a alimentação, favorecendo o bem-estar emocional e mental.

Como aplicar o *mindfulness* na alimentação

Ao tornar o momento da refeição um exercício de presença e consciência, o *mindfulness* ajuda a criar hábitos mais saudáveis e uma vida mais equilibrada. Essas práticas simples, quando incorporadas ao cotidiano, podem transformar não apenas sua relação com a comida, mas também seu bem-estar mental e emocional.

- **Desacelere durante as refeições**: um dos principais pilares do *Mindful eating* é comer devagar. Reserve um tempo para mastigar bem cada porção e observe as texturas, sabores e aromas dos alimentos. Comer sem pressa ajuda o corpo a registrar a saciedade, o que evita o consumo excessivo.
- **Elimine distrações**: para praticar *mindfulness*, evite realizar outras atividades enquanto se alimenta, como assistir TV ou usar o celular. Dedicar sua atenção exclusivamente à refeição permite perceber melhor os sinais do corpo e também desfrutar do momento.
- **Preste atenção aos sinais do corpo**: antes de começar a comer, pergunte-se: “Estou realmente com fome?” Durante a refeição, faça pausas para verificar se já está satisfeito. Essa conexão com os sinais de fome e saciedade ajuda a evitar você comer por impulso ou por emoção.
- **Observe as emoções associadas à alimentação**: muitas vezes comemos em resposta a emoções como estresse, tristeza ou ansiedade. Praticar *mindfulness* significa reconhecer essas emoções sem julgá-las e entender se a vontade de comer está ligada ao corpo ou à mente. Isso pode

ser especialmente útil para a saúde mental, pois melhora a percepção corporal, um fator muitas vezes comprometido em quadros de ansiedade ou depressão.

- **Crie um ambiente agradável para suas refeições**: quando possível, organize um espaço tranquilo e agradável para comer. Um ambiente calmo pode tornar o ato de comer mais consciente e prazeroso, além de reduzir o estresse, que pode interferir no processo digestivo.
- **Reflita sobre a origem dos alimentos**: cultivar gratidão pelos alimentos no prato é outra forma de praticar *mindfulness*. Pense no caminho que o alimento percorre, desde o campo até sua mesa, e na energia que ele oferece ao seu corpo.

Musculação: estratégia potente para o cérebro

A escolha dos alimentos e a prática da atenção plena são fundamentais para a saúde mental, mas a atividade física regular também desempenha um papel importante na manutenção do sistema cognitivo em sua melhor forma. Exercitar-se com frequência oferece um benefício adicional: ajuda a reduzir o estresse crônico, a ansiedade e outras emoções que podem levar a insônia, falta de motivação, desânimo e até mesmo depressão.

Mesmo em situações desafiadoras e independentemente da idade, a prática de exercícios – em especial quando combinada a uma alimentação anti-inflamatória e a momentos de meditação (ou atenção plena) – combate a neuroinflamação provocada pelo aumento de substâncias pró-inflamatórias geradas pelo estresse, que impactam sobretudo o cérebro. Essas substâncias afetam áreas críticas, como o hipocampo, responsável pela memória, e o córtex frontal, associado ao raciocínio complexo. Como resultado, a neuroinflamação pode contribuir para a morte de neurônios. Por isso, integre exercícios à sua rotina diária, assim como você já faz com as refeições e a higiene bucal.

As modalidades de maior intensidade, como musculação, exercícios funcionais e treinos intervalados, são especialmente eficazes na promoção da saúde cerebral. Além de estimular o ganho de músculos e combater a neuroinflamação, esses exercícios promovem a neurogênese, que é o crescimento de novos neurônios no hipocampo, e potencializam as funções cerebrais. Isso ocorre porque os músculos são vitais na saúde do cérebro.

Durante o exercício, os músculos produzem BDNF e outras neurotrofinas essenciais para a neuroplasticidade – a capacidade do cérebro de se adaptar e reorganizar suas conexões neuronais em resposta a experiências, aprendizados e até mesmo lesões. Esse é, aliás, um dos motivos para evitarmos a perda de massa muscular à medida que envelhecemos. A maneira de conseguirmos isso é simples: praticando exercícios.

Exercite-se um pouco todos os dias

Atividades aeróbicas, como correr, nadar ou pedalar, também são extremamente benéficas. O exercício aeróbico provoca dilatação muscular e estimula a produção de BDNF, além de promover vasodilatação no cérebro, garantindo melhor oxigenação e fornecendo mais nutrientes para as células que alimentam os neurônios. Assim, tanto os exercícios de força quanto os aeróbicos contribuem para a saúde mental de modos complementares.

Independentemente do tipo de atividade física, a frequência é estratégica. Embora se exercitar apenas alguns dias da semana seja melhor do que não se exercitar, os benefícios para o cérebro se intensificam com a regularidade. Ou seja, é mais eficaz se exercitar todos os dias, mesmo que por um período menor, em vez de se dedicar a longos treinos duas ou três vezes por semana. Lembre-se: incorporar o exercício à sua rotina diária é fundamental, especialmente se seu objetivo é viver uma vida longa, com corpo e mente saudáveis.

Sono: essencial para a longevidade e saúde mental

Uma alimentação inadequada pode contribuir para noites de insônia, e essa falta de sono, por sua vez, pode desregular o EMIC. Quando o sono é prejudicado, a comunicação entre o intestino e o cérebro se torna instável, afetando o desempenho cognitivo, ou seja, um conjunto de processos mentais que incluem a percepção, a memória, o raciocínio, a tomada de decisão e a resolução de problemas. Portanto, é essencial prestar atenção à qualidade da sua alimentação, em particular à noite. Optar por refeições leves e nutritivas ajuda não apenas a promover uma boa digestão, mas também a preparar o corpo para um descanso reparador. Além disso, outros fatores, como o cansaço mental e o excesso de estímulos antes de dormir, também são responsáveis por noites de insônia ou mal-dormidas. Se você tem enfrentado dificuldades para dormir, evite a automedicação e, em vez disso, preste atenção aos sinais do seu corpo e adote alguns rituais noturnos que ajudam a relaxar e podem contribuir para uma boa noite de sono.

1. **Consuma alimentos ricos em triptofano:** presente na banana e nas nozes, o triptofano favorece a produção de serotonina e melatonina, essenciais para um sono de qualidade.
2. **Tome um banho morno antes de ir para a cama:** não só promove o relaxamento muscular, mas também ajuda a diminuir a temperatura do corpo, sinalizando que é hora de descansar. Combine isso com uma leve sessão de alongamento, que reduz a tensão acumulada, favorecendo a chegada do sono.
3. **Beba chás calmantes:** optar por um chá quente pode ser uma excelente alternativa às cápsulas para induzir o sono. A camomila e o capim-cidreira são conhecidos por suas propriedades sedativas, que podem ajudar a aliviar a insônia e o nervosismo. Além disso, o consumo de chás é uma forma de hidratação e pode substituir bebidas estimulantes que prejudicam o sono.
4. **Crie um ambiente favorável:** utilizar uma máscara para os olhos ou cortinas blackout pode ajudar a bloquear a luz, que interfere na produção de melatonina, o hormônio que regula o sono. Um ambiente totalmente escuro é essencial para que o cérebro reconheça que é hora de descansar.
5. **Recorra à aromaterapia:** ervas como camomila e lavanda têm efeitos calmantes e podem ser usadas colocando-as sob o travesseiro ou por meio de óleos essenciais. Estudos mostram que esses aromas não só ajudam a induzir o sono, mas também podem reduzir a frequência cardíaca e a pressão arterial, promovendo um estado de relaxamento.
6. **Ouça uma playlist de sons relaxantes:** barulhos indesejados podem interferir no seu descanso, mesmo que você não perceba. Para garantir um sono profundo, considere recorrer a aplicativos com sons da natureza, que podem mascarar barulhos perturbadores e ajudar o cérebro a relaxar.
7. **Mantenha a organização:** um ambiente bagunçado pode causar ansiedade e dificultar o relaxamento. Reserve alguns minutos para organizar seu quarto antes de dormir. Um espaço arrumado não só promove uma sensação de tranquilidade, mas também ajuda a criar associações positivas com o local de descanso.

Ao incorporar esses hábitos e combiná-los a uma alimentação adequada, aliada ao cuidado com a conexão microbiota-intestino-cérebro, é possível construir uma base sólida para uma vida mais equilibrada e uma mente mais saudável. Que as informações compartilhadas neste livro inspirem a prática diária e contribuam para fortalecer sua saúde mental com prazer e dedicação!

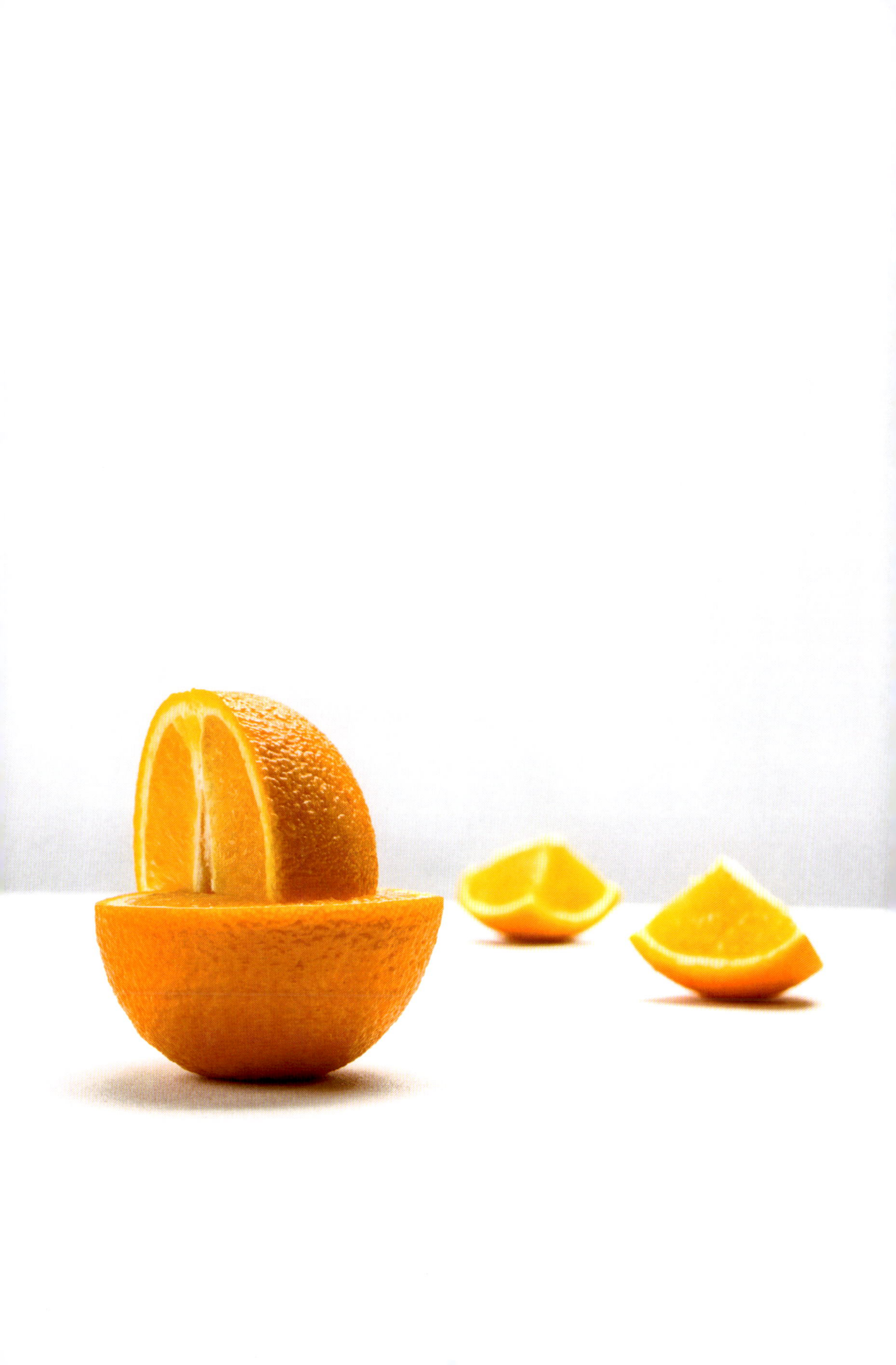

Referências bibliográficas

1. ORGANIZAÇÃO MUNDIAL DA SAÚDE (OMS). Distúrbios mentais. Disponível em: https://www.who.int/news-room/fact-sheets/detail/mental-disorders#:~:text=In%202019%2C%201%20in%20every,and%20violations%20of%20human%20rights.
2. MAGISTRETTI, P. J.; ALLAMAN, I. A cellular perspective on brain energy metabolism and functional imaging. *Neuron*, v. 86, n. 4, p. 883–901, 20 maio 2015. DOI: https://doi.org/10.1016/j.neuron.2015.03.035. PMID: 25996133.
3. SHULMAN, R. G. et al. Energetic basis of brain activity: implications for neuroimaging. *Trends in Neurosciences*, v. 27, n. 8, p. 489–495, ago. 2004. DOI: https://doi.org/10.1016/j.tins.2004.06.005. PMID: 15271497.
4. HERCULANO-HOUZEL, S. Scaling of brain metabolism with a fixed energy budget per neuron: implications for neuronal activity, plasticity and evolution. *PLoS ONE*, v. 6, n. 3, e17514, 1 mar. 2011. DOI: https://doi.org/10.1371/journal.pone.0017514. PMID: 21390261. PMCID: PMC3046985.
5. YU, Y. et al. Evaluating the gray and white matter energy budgets of human brain function. *Journal of Cerebral Blood Flow & Metabolism*, v. 38, n. 8, p. 1339–1353, ago. 2018. DOI: https://doi.org/10.1177/0271678X17708691. PMID: 28589753. PMCID: PMC6092772.
6. REIS, Á. E. M. et al. Maternal nutrition and its effects on fetal neurodevelopment. *Nutrition*, v. 125, 112483, set. 2024. DOI: https://doi.org/10.1016/j.nut.2024.112483. Epub 9 maio 2024. PMID: 38823254.
7. COHEN KADOSH, K. et al. Nutritional support of neurodevelopment and cognitive function in infants and young children – an update and novel insights. *Nutrients*, v. 13, n. 1, 199, 10 jan. 2021. DOI: https://doi.org/10.3390/nu13010199. PMID: 33435231. PMCID: PMC7828103.
8. FERNSTROM, J. D. Effects on the diet on brain neurotransmitters. *Metabolism*, v. 26, n. 2, p. 207–223, fev. 1977. DOI: https://doi.org/10.1016/0026-0495(77)90057-9. PMID: 13261.
9. FERNSTROM, J. D. Effects of precursors on brain neurotransmitter synthesis and brain functions. *Diabetologia*, v. 20, supl. 1, p. 281–289, mar. 1981. DOI: https://doi.org/10.1007/BF00254494. PMID: 27942813.
10. PARRA, M.; STAHL, S.; HELLMANN, H. Vitamin B6 and its role in cell metabolism and physiology. *Cells*, v. 7, n. 7, p. 84, 2018. DOI: https://doi.org/10.3390/cells7070084.
11. FADÓ, R. et al. Feeding the brain: effect of nutrients on cognition, synaptic function, and AMPA receptors. *Nutrients*, v. 14, n. 19, 4137, 5 out. 2022. DOI: https://doi.org/10.3390/nu14194137. PMID: 36235789. PMCID: PMC9572450.
12. MEYERS, A. M. et al. Dietary regulation of silent synapses in the dorsolateral striatum. *Neuroscience*, v. 563, p. 43–50, 17 dez. 2024. DOI: https://doi.org/10.1016/j.neuroscience.2024.11.005. Epub 5 nov. 2024. PMID: 39510440. PMCID: PMC11616716.
13. BERSON, E. et al. Mediterranean vs. Western diet effects on the primate cerebral cortical pre-synaptic proteome: relationships with the transcriptome and multi-system phenotypes. *Alzheimer's & Dementia*, v. 21, n. 3, e70041, mar. 2025. DOI: https://doi.org/10.1002/alz.70041. PMID: 40109017. PMCID: PMC11923382.

14. HART, J. B. et al. Effects of dietary fiber on short chain fatty acid receptor mRNA in microglia and serotonergic neurons in the mouse brain. *Neuroscience*, v. 544, p. 88-101, 19 abr. 2024. DOI: https://doi.org/10.1016/j.neuroscience.2024.02.027.
15. YU, Y. et al. Dietary galacto-oligosaccharides and resistant starch protect against altered CB1 and 5-HT1A and 2A receptor densities in rat brain: implications for preventing cognitive and appetite dysfunction during a high-fat diet. *Molecular Nutrition & Food Research*, v. 62, n. 21, e1800422, nov. 2018. DOI: https://doi.org/10.1002/mnfr.201800422.
16. TEASDALE, S. B. et al. Dietary intake of people with severe mental illness: systematic review and meta-analysis. *British Journal of Psychiatry*, v. 214, n. 5, p. 251–259, maio 2019. DOI: https://doi.org/10.1192/bjp.2019.20. Epub 20 fev. 2019. PMID: 30784395.
17. GOMES, J. A. S. et al. High-refined carbohydrate diet consumption induces neuroinflammation and anxiety-like behavior in mice. *Journal of Nutritional Biochemistry*, v. 77, 108317, mar. 2020. DOI: https://doi.org/10.1016/j.jnutbio.2019.108317. Epub 11 dez. 2019. PMID: 32004874.
18. WATT, C. et al. Glycemic variability and CNS inflammation: reviewing the connection. *Nutrients*, v. 12, n. 12, 3906, 21 dez. 2020. DOI: https://doi.org/10.3390/nu12123906. PMID: 33371247. PMCID: PMC7766608.
19. MARIC, T. et al. The effects of dietary saturated fat on basal hypothalamic neuroinflammation in rats. *Brain, Behavior, and Immunity*, v. 36, p. 35–45, fev. 2014. DOI: https://doi.org/10.1016/j.bbi.2013.09.011. Epub 25 set. 2013. PMID: 24075847.
20. KENNEDY, D. O. B vitamins and the brain: mechanisms, dose and efficacy — a review. *Nutrients*, v. 8, n. 2, p. 68, 27 jan. 2016. DOI: https://doi.org/10.3390/nu8020068. PMID: 26828517. PMCID: PMC4772032.
21. MUSAZADEH, V.; KERAMATI, M.; GHALICHI, F.; KAVYANI, Z.; GHOREISHI, Z.; ALRAS, K. A.; ALBADAWI, N.; SALEM, A.; ALBADAWI, M.; SALEM, R. H.; ABU-ZAID, A.; ZAREZADEH, M.; MEKARY, R. A. Vitamin D protects against depression: evidence from an umbrella meta-analysis on interventional and observational meta-analyses. *Pharmacological Research*, v. 187, p. 106605, 2022. DOI: https://doi.org/10.1016/j.phrs.2022.106605.
22. RAZALI, R. A.; NGAH, W. Z. W.; MAKPOL, S.; YANAGISAWA, D.; KATO, T.; TOOYAMA, I. Shifting perspectives on the role of tocotrienol vs. tocopherol in brain health: a scoping review. *International Journal of Molecular Sciences*, v. 26, n. 13, p. 6339, 30 jun. 2025. DOI: https://doi.org/10.3390/ijms26136339.
23. ALISI, L.; CAO, R.; DE ANGELIS, C.; CAFOLLA, A.; CARAMIA, F.; CARTOCCI, G.; LIBRANDO, A.; FIORELLI, M. The relationships between vitamin K and cognition: a review of current evidence. *Frontiers in Neurology*, v. 10, p. 239, 2019. DOI: https://doi.org/10.3389/fneur.2019.00239.
24. COPE, E. C.; LEVENSON, C. W. Role of zinc in the development and treatment of mood disorders. *Current Opinion in Clinical Nutrition and Metabolic Care*, v. 13, n. 6, p. 685–689, 2010. DOI: https://doi.org/10.1097/MCO.0B013E32833DF61A.
25. BAJ, J.; BARGIEŁ, J.; CABAJ, J.; SKIERKOWSKI, B.; HUNEK, G.; PORTINCASA, P.; FLIEGER, J.; SMOLEŃ, A. Trace elements levels in major depressive disorder—evaluation of potential threats and possible therapeutic approaches. *International Journal of Molecular Sciences*, 2023. DOI: https://doi.org/10.3390/ijms242015071.
26. KUMAR, A.; MEHAN, S.; TIWARI, A.; KHAN, Z.; GUPTA, G. D.; NARULA, A. S.; SAMANT, R. Magnesium (Mg2+): essential mineral for neuronal health: from cellular biochemistry to cognitive health and behavior regulation. *Current Pharmaceutical Design*, v. 30, 2024. DOI: https://doi.org/10.2174/0113816128321466240816075041.

27. AN, Y.; LI, S.; HUANG, X.; CHEN, X.; SHAN, H.; ZHANG, M. The role of copper homeostasis in brain disease. *International Journal of Molecular Sciences*, v. 23, n. 22, 13850, 10 nov. 2022. DOI: https://doi.org/10.3390/ijms232213850.
28. BARINGER, S. L.; SIMPSON, I. A.; CONNOR, J. R. Brain iron acquisition: an overview of homeostatic regulation and disease dysregulation. *Journal of Neurochemistry*, v. 165, n. 5, p. 625–642, jun. 2023. DOI: https://doi.org/10.1111/jnc.15819.
29. MOABEDI, M.; ALIAKBARI, M.; ERFANIAN, S.; MILAJERDI, A. Magnesium supplementation beneficially affects depression in adults with depressive disorder: a systematic review and meta-analysis of randomized clinical trials. *Frontiers in Psychiatry*, v. 14, 1333261, 22 dez. 2023. DOI: https://doi.org/10.3389/fpsyt.2023.1333261.
30. GUU, T. W.; MISCHOULON, D.; SARRIS, J.; HIBBELN, J.; MCNAMARA, R. K.; HAMAZAKI, K.; et al. International Society for Nutritional Psychiatry Research practice guidelines for omega-3 fatty acids in the treatment of major depressive disorder. *Psychotherapy and Psychosomatics*, v. 88, n. 5, p. 263–273, 2019. DOI: https://doi.org/10.1159/000502652.
31. COMINETTI, C.; COZZOLINO, S. M. F. Recomendações de nutrientes. 3. ed. São Paulo: International Life Sciences Institute do Brasil – ILSI Brasil, 2023. (Série Funções Plenamente Reconhecidas de Nutrientes). Disponível em: https://ilsibrasil.org/wp-content/uploads/sites/9/2024/01/Vol.-0-Recomendacoes-de-Nutrientes-Final.pdf.
32. PROKOPIDIS, K.; GIANNOS, P.; TRIANTAFYLLIDIS, K. K.; KECHAGIAS, K. S.; FORBES, S. C.; CANDOW, D. G. Effects of creatine supplementation on memory in healthy individuals: a systematic review and meta-analysis of randomized controlled trials. *Nutrition Reviews*, v. 81, n. 4, p. 416–427, 10 mar. 2023. DOI: https://doi.org/10.1093/nutrit/nuac064.
33. ZENG, Y.; CHOURPILIADIS, C.; HAMMAR, N.; SEITZ, C.; VALDIMARSDÓTTIR, U. A.; FANG, F.; SONG, H.; WEI, D. Inflammatory biomarkers and risk of psychiatric disorders. *JAMA Psychiatry*, v. 81, n. 11, p. 1118–1129, 1 nov. 2024. DOI: https://doi.org/10.1001/jamapsychiatry.2024.2185.
34. MILLER, A. H. Advancing an inflammatory subtype of major depression. *American Journal of Psychiatry*, v. 182, n. 6, p. 516–524, 1 jun. 2025. DOI: https://doi.org/10.1176/appi.ajp.20250289.
35. SALIM, S. Oxidative stress and the central nervous system. *Journal of Pharmacology and Experimental Therapeutics*, v. 360, n. 1, p. 201–205, jan. 2017. DOI: https://doi.org/10.1124/jpet.116.237503.
36. NEGAH, S. S.; FOROUZANFAR, F. Oxidative stress is a new avenue for treatment of neuropsychiatric disorders: hype or hope? *Current Molecular Medicine*, v. 24, n. 12, p. 1494–1505, 2024. DOI: https://doi.org/10.2174/1566524023666230904150907.
37. BEKDASH, R. A. Epigenetics, nutrition, and the brain: improving mental health through diet. *International Journal of Molecular Sciences*, v. 25, n. 7, 4036, 4 abr. 2024. DOI: https://doi.org/10.3390/ijms25074036.
38. FIORE, M.; TERRACINA, S.; FERRAGUTI, G. Brain neurotrophins and plant polyphenols: a powerful connection. *Molecules*, v. 30, n. 12, 2657, 19 jun. 2025. DOI: https://doi.org/10.3390/molecules30122657.
39. BIZZOZERO-PERONI, B.; DÍAZ-GOÑI, V.; FERNÁNDEZ-RODRÍGUEZ, R.; MARTÍNEZ-VIZCAÍNO, V.; JIMÉNEZ-LÓPEZ, E.; VISIER-ALFONSO, M. E.; GARRIDO-MIGUEL, M.; MESAS, A. E. Plant-based diets and mental and neurocognitive health outcomes: a systematic review with meta-analysis. *Nutrition Reviews*, 28 jul. 2025. DOI: https://doi.org/10.1093/nutrit/nuaf080.
40. AKERELE, C. A.; KORALNIK, L. R.; LAFONT, E.; GILMAN, C.; WALSH-MESSINGER, J.; MALASPINA, D. Nutrition and brain health: implications of Mediterranean diet elements for

psychiatric disorders. *Schizophrenia Research*, v. 281, p. 30–44, jul. 2025. DOI: https://doi.org/10.1016/j.schres.2025.04.026.

41. TAN, J.; WANG, C.; TOMIYAMA, A. J. Dietary approaches to stop hypertension (DASH) diet and mental well-being: a systematic review. *Nutrition Reviews*, v. 82, n. 1, p. 60–75, 11 dez. 2023. DOI: https://doi.org/10.1093/nutrit/nuad038.
42. ARJMAND, G.; ABBAS-ZADEH, M.; EFTEKHARI, M. H. Effect of MIND diet intervention on cognitive performance and brain structure in healthy obese women: a randomized controlled trial. *Scientific Reports*, v. 12, n. 1, 2871, 21 fev. 2022. DOI: https://doi.org/10.1038/s41598-021-04258-9.
43. LIU, X. et al. Mediterranean-DASH Intervention for Neurodegenerative Delay (MIND) study: rationale, design and baseline characteristics of a randomized control trial of the MIND diet on cognitive decline. *Contemporary Clinical Trials*, v. 102, 106270, mar. 2021. DOI: https://doi.org/10.1016/j.cct.2021.106270.
44. MURTA, L.; SEIXAS, D.; HARADA, L.; DAMIANO, R. F.; ZANETTI, M. Intermittent fasting as a potential therapeutic instrument for major depression disorder: a systematic review of clinical and preclinical studies. *International Journal of Molecular Sciences*, v. 24, n. 21, 15551, 25 out. 2023. DOI: https://doi.org/10.3390/ijms242115551.
45. ROG, J.; WINGRALEK, Z.; NOWAK, K.; GRUDZIEŃ, M.; GRUNWALD, A.; BANASZEK, A.; KARAKULA-JUCHNOWICZ, H. The potential role of the ketogenic diet in serious mental illness: current evidence, safety, and practical advice. *Journal of Clinical Medicine*, v. 13, n. 10, 2819, 10 mai. 2024. DOI: https://doi.org/10.3390/jcm13102819.
46. NATACCI, L.; BARCO LEME, A. C.; NEGRÃO, L.; HESSEL OLIVETTI, D.; MORI, F.; DA SILVA TORRES, E. A. Mediterranean diet and mental health symptoms among Brazilian adults from a health care center. *Mediterranean Journal of Nutrition and Metabolism*, v. 18, n. 3, p. 149–155, 2025. DOI: https://doi.org/10.1177/1973798X251348259.
47. ANAND, S. K.; AHMAD, M. H.; SAHU, M. R.; SUBBA, R.; MONDAL, A. C. Detrimental effects of alcohol-induced inflammation on brain health: from neurogenesis to neurodegeneration. *Cellular and Molecular Neurobiology*, v. 43, n. 5, p. 1885–1904, jul. 2023. DOI: https://doi.org/10.1007/s10571-022-01308-2.
48. PANDA, P.; MOHANTY, S.; GOUDA, S. R.; BARAL, T. C.; MOHAPATRA, A.; NAYAK, J.; et al. Advanced strategies for enhancing the neuroprotective potential of curcumin: delivery systems and mechanistic insights in neurodegenerative disorders. *Nutritional Neuroscience*, 2025 (online ahead of print). DOI: https://doi.org/10.1080/1028415X.2025.2472773.
49. BIZZOZERO-PERONI, B.; FERNÁNDEZ-RODRÍGUEZ, R.; MARTÍNEZ-VIZCAÍNO, V.; GARRIDO-MIGUEL, M.; MEDRANO, M.; JIMÉNEZ-LÓPEZ, E.; MESAS, A. E. Nut consumption is associated with a lower risk of depression in adults: A prospective analysis with data from the UK Biobank cohort. *Clinical Nutrition*, v. 42, n. 9, p. 1728-1736, set. 2023. DOI: https://doi.org/10.1016/j.clnu.2023.07.020.
50. UNIVERSITY OF NEW MEXICO. UNM research reveals alarming levels of microplastics in the human brain. UNM Health Sciences Newsroom, Albuquerque, 2025. Disponível em: https://hscnews.unm.edu/news/hsc-newsroom-post-microplastics-human-brains.

Livros

Sugestão de publicações que relacionam alimentação consciente à saúde mental, destacando também a importância de hábitos saudáveis e do autoconhecimento para a preservação da memória e do bem-estar.

1. **Brain Changer: The Good Mental Health Diet (English Edition)** – professor Felice Jacka. Editora Macmillan Australia, 2019.
2. **Eat to Beat Depression and Anxiety: Nourish Your Way to Better Mental Health in Six Weeks (English Edition)** – Drew Ramsey M.D. Editora Harper Wave, 2021.
3. **The Mind-Gut Connection: How the Hidden Conversation Within Our Bodies Impacts Our Mood, Our Choices, and Our Overall Health** – Emeran Mayer, Editora Harper Paperbacks, 2018.
4. **Mindful Eating – Comer com Atenção Plena: Transforme a Sua Relação com a Comida** – Manoela Figueiredo e Cynthia Antonaccio. Editora Manole, 2024.
5. **Pitadas de Consciência – Temperando a Vida com Mindfulness** – Vera Salvo, Editora Epígrafe, 2021.
6. **Sono e Saúde Mental** – Renata Simões, Editora Manole, 2022.
7. **Sono: o Guia Essencial Para o Sono Saudável** – Ricardo Tufik, Editora Atheneu, 2020.
8. **Atividade Física, Saúde Mental e Bem-Estar** – Ricardo Telles, Editora Manole, 2023.
9. **Exercício e Saúde Mental** – Daniel C. Hughes, Editora Guanabara Koogan, 2022.
10. **Respiração e Saúde Mental** – Carlos Eduardo Barbosa, Editora Manole, 2021.